목차

01. INTRODUCTION 소개
1. 스타일스맵 플레이북 소개 · 04
2. 저자 소개 · 06
3. 이 일을 하는 이유 · 08
4. 현재 하고 있는 일 · 09

02. PROBLEM 해결하려는 문제
1. 현대인의 대표 건강 문제 · 11
2. 잘못된 비만/다이어트 패러다임 · 12

03. THEORY 기본 이론
1. 대사 중심 모델 : 새로운 비만/다이어트 패러다임 · 17
2. 대사의 이해 : 대사란 무엇인가? · 20
3. 대사가 망가지는 원인 · 21

04. STILES MEPP 최겸의 다이어트
건강한 삶의 10가지 기둥 · 39
대사 개선 과정 · 40

05. SCIENCE OF HABIT 습관의 과학
1. 영양 : 영양의 본질 · 42
   영양 : 음식의 종류 · 44
   영양 : 공복/섭취 타이밍 · 46
   영양 : 열량 · 51
   영양 : 탄수화물 · 52
   영양 : 지질 · 53
   영양 : 건강한 지방 섭취 가이드 · 56
   영양 : 전통 영양학의 대표 오류 · 58
   영양 : 체지방 분해 · 60
   영양 : 여성의 다이어트 · 61
   영양 : 커피 · 63
2. 수면 · 64
3. 운동 · 69

06. MINDSET 기본 마인드셋
1. 목적을 명확하게 세우고 시작하세요 · 72
2. 충분히 공부하고 시작하세요 · 74
3. 자신의 몸 내외부 맥락에 맞게 최적화하세요 · 75
4. 습관을 바꾸기 전에 건강검진을 꼭 받으세요 · 75
5. 체중이 아니라 다양한 몸과 마음의 반응을 주의 깊게 보세요 · 77
6. 생체 리듬에 맞춰 생활하세요 · 78
7. 완벽하게 하려 하지 말고, 그냥 툭툭 실행하세요 · 78
8. 하기로 했으면 집중해서 제대로 하세요 · 79
9. 부지런히 기록하세요

10. 대사 개선이라는 게임의 기본 공식은 꾸준함입니다
11. 지나치게 무리하거나 스트레스가 과하지 않도록 하세요 — 81
12. 과정에 최선을 다하고, 결과는 편안하게 바라보세요

07. ACTION GUIDE 실행 가이드

step_01 현재 상태 파악하기 — 84
- step_01-1 외적 신체 상태 점검하기
- step_01-2 건강검진 받기 — 85
- step_01-3 대사 건강 점검하기 — 90
- step_01-4 삶 점검하기 — 93
- step_01-5 습관 점검하기 — 96

step_02 목적 설정하기 — 100
- step_02-1 지금 무엇을 원하시나요?
- step_02-2 내가 죽고나서 누군가가 나의 삶을 요약한다면 어떻게 표현되는 삶을 살고 싶나요?
- step_02-3 죽기 전까지 이루거나 경험해 보고 싶은 것은 무엇인가요?
- step_02-4 죽기 직전에 후회하고 싶지 않은 것은 무엇인가요? — 101
- step_02-5 죽기 직전에 감사하거나 자랑스러워 하고 싶은 것은 무엇인가요?
- step_02-6 죽기 직전에 내 옆에 있는 사람은 누구였으면 좋겠나요?
- step_02-7 현재 당신의 삶을 구성하는 요소를 모두 나열해 보세요. 그 중 가장 소중한 것 5가지에 표시하세요
- step_02-8 1년/10년/30년 뒤 어떤 삶을 살고 있길 바라나요? — 102

step_03 계획하고 준비하기 — 104
- step_03-1 바꿀 습관 결정하기
- step_03-2 식재료 버리기 — 106
- step_03-3 기본 식재료 구비하기 — 107
- step_03-4 기본 주방도구 구비하기 — 114
- step_03-5 기본 영양제 구비하기 — 115
- step_03-6 생활공간 청소하기 — 116
- step_03-7 집 조명 노랗고 은은하게 바꾸기 — 117
- step_03-8 블루라이트 차단 안경 구매하기 — 118
- step_03-9 암막 커튼 설치하기
- step_03-10 숙면을 위한 동거인의 협조 구하기 — 119
- step_03-11 운동하고 싶게 만드는 운동복과 운동화 사기
- step_03-12 인간관계 정돈하기 — 120
- step_03-13 휴식/여가/놀이 전략 짜기 — 121
- step_03-14 새로운 생활 스케줄 세우기

step_04 실천하기_기본 — 122
- step_04-1 생활 습관 기록 시작하기
- step_04-2 수면습관 개선 시작하기 — 124
- step_04-3 취침 3시간 전 전자기기 끄기 — 125
- step_04-4 한 달간 금주하기 — 126
- step_04-5 설밀나튀 제한하기
- step_04-6 과일 제한하기 — 127
- step_04-7 한 달간 커피 단식하기
- step_04-8 시간 제한 섭취 시작하기 — 128
- step_04-9 산책 시작하기 — 130
- step_04-10 주 4일 이상 15분씩 햇빛 쐬기
- step_04-11 요리 시작하기 — 131
- step_04-12 월 1~2회 장기 단식하기 — 132
- step_04-13 명상 습관 만들기 — 134

step_04-14 운동 시작하기

step_04 실천하기_선택 135

step_05 회고하기 139

스타일스맵 다이어트의 목적지 140

부록 143

겸엑스 뉴트리션 가이드 159

부록 : 메뉴 리스트 168

부록 : 외식 가이드 204

INTRODUCTION

playbook

01

소개

1. 스타일스맵 플레이북

　최신 과학에 기반한 다이어트 솔루션의 이론과 실전 가이드를 담은 전략서(플레이북)입니다. 지난 8년간 다이어트 주제를 연구하고, 사람들의 이야기를 듣고, 고민한 결과가 여기에 담겼습니다.

　먼저 2장에서는 해결하려는 문제의 본질을 설명합니다. 3장에서는 문제를 고치기 위해 알아야 하는 기본 지식을 설명하고 제가 구축하고 있는 다이어트 방법론을 소개합니다. 마지막으로 4장에서는 일상에서의 적용을 돕는 실전 가이드를 담았습니다. 부록으로 식재료 목록, 레시피 리스트 등의 자료들을 계속해서 업데이트할 예정입니다.

　이 자료는 추후 서적으로 출간될 예정이지만 PDF 파일로 배포합니다. 이 자료로 잘못된 다이어트 방법이나 건강 정보로 인해 누군가의 몸과 삶이 망가지는 일을 막고 싶습니다. 여기에 담긴 정보가 여러분과 주변의 소중한 사람들, 그리고 자녀들의 몸과 마음을 지키는 칼이자 방패가 되길 바랍니다.

　카카오톡에서 다이어트 과학자 최겸을 추가해 두세요. 새로운 부록이 업데이트 될 때마다 다운로드 링크를 보내 드리겠습니다.

1. 무료 PDF 파일 : 카카오톡에서 "다이어트 과학자 최겸"을 검색하여 친구 추가 후 자동 채팅 버튼을 클릭하면 다운로드할 수 있는 링크가 자동으로 안내됩니다. 링크로 이동해서 다운로드하면 됩니다.

2. 정식 인쇄본 : 2024년 1분기 중 출간 예정입니다. 겸엑스 라이프샵(gyumx.com) 또는 각종 서점 플랫폼에서 구매할 수 있습니다.

< 카톡 친구 추가 및 PDF 다운로드 방법 >
다음의 QR을 통해 친구 추가해주세요.

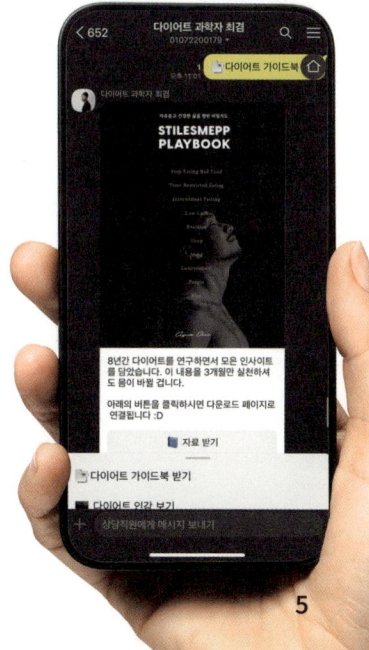

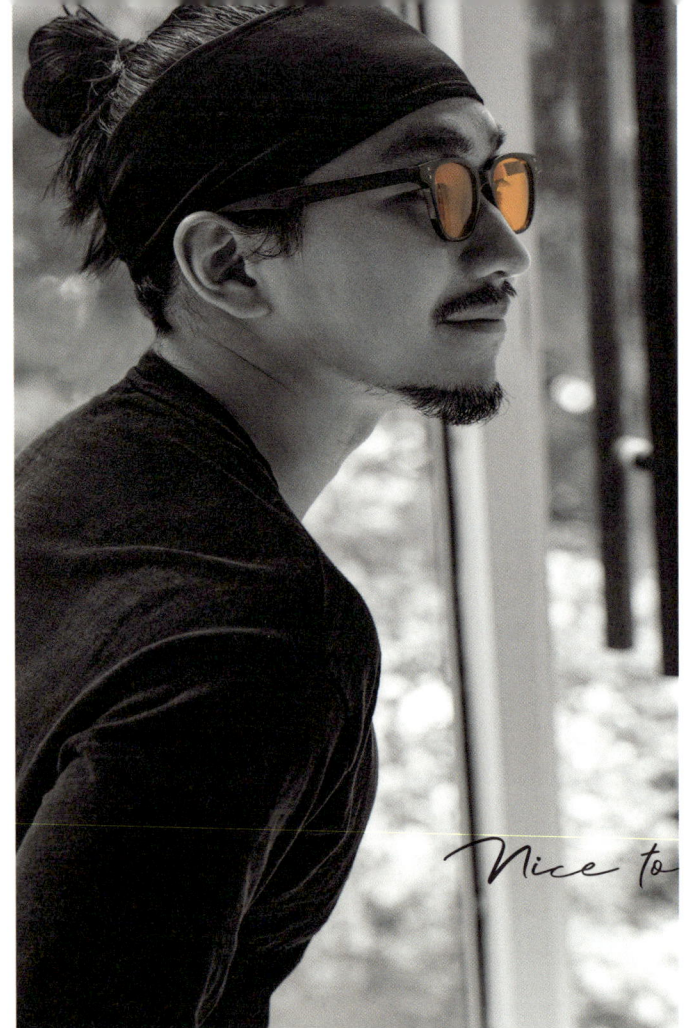

Nice to meet you

2. 저자 소개

제 이름은 최겸입니다.
건강한 삶을 연구하고 콘텐츠를 만드는 사람입니다.

2015년 겨울부터 일어난 몇 가지 사건들을 계기로 세간에 알려진 다이어트 패러다임에 심각한 문제가 있다는 것을 깨달았습니다. 더불어 우리 사회와 생활 환경이 사람들의 몸과 마음을 망가뜨리고 있다는 사실을 이해했습니다. 이 문제 상황을 해결하고자 다이어트와 건강 주제를 연구하기 시작했습니다.

공부를 해나가면서 조금씩 문제를 이해해 나가기 시작했습니다. 그리고 어느 날, 올바른 건강 정보를 세상에 전하는 건강 콘텐츠 회사를 만들기로 결심했습니다. 전문가와 대중의 마음을 움직여서 너무 많은 사람들이 삶의 소중한 기회를 놓치는 것을 막고 싶었습니다.

그런데 머지 않아 현실의 벽을 느낍니다. 경제적 자원을 확보하지 못하고 마음만으론 콘텐츠 회사를 운영할 수 없다는 것을 깨달았습니다. 그래서 저희는 식품 환경의 문제를 해결하는 동시에 경제적으로 자립하기 위해 제로 베이커리(현재 겸엑스 라이프샵)를 창업했습니다. 낮에는 일하고, 저녁에는 공부하면서 책을 쓰고 유튜브 영상을 만들었습니다.

그렇게 6년이 지났을 때 새로운 다이어트 패러다임을 담은 도서 <다이어트 사이언스 2022>를 출간했습니다. 책 출간 이후부터는 더 많은 사람을 만나야 한다고 생각했고, 온라인과 오프라인에서 다양한 활동을 해왔습니다. 2022년 여름부터 다양한 전문가와 사례자를 인터뷰했고, 매월 <다이어트 사이언스 클래스>라는 건강 강의를 온라인과 오프라인에서 진행해왔으며, <스타일스 다이어트 12주 챌린지> 운영을 시작했습니다.

그 과정에서 이 일의 중요성에 공감하고 도와주려는 분들이 나타나기 시작했습니다. 통큐님, 애리님, 그리고 다양한 출연자분들께서 힘을 보태주셨습니다. 덕분에 이 문제의 중요성을 이해하시는 구독자분들이 점점 유튜브 채널에 모이기 시작했습니다. 그렇게 많은 분의 도움과 지난 7년의 시간이 시너지를 내면서 지금은 많은 분들과 연결되어 건강 콘텐츠를 전하고 있습니다.

새벽 4시 반에 일어나서 차를 마시고, 공부하고, 글쓰고, 좋은 음식을 먹고, 운동하고, 명상하다가 잠드는 일을 소중하게 생각합니다. 오늘도 그 일을 반복하며 조금씩 배우고 무언가를 만들면서 살고 있습니다.

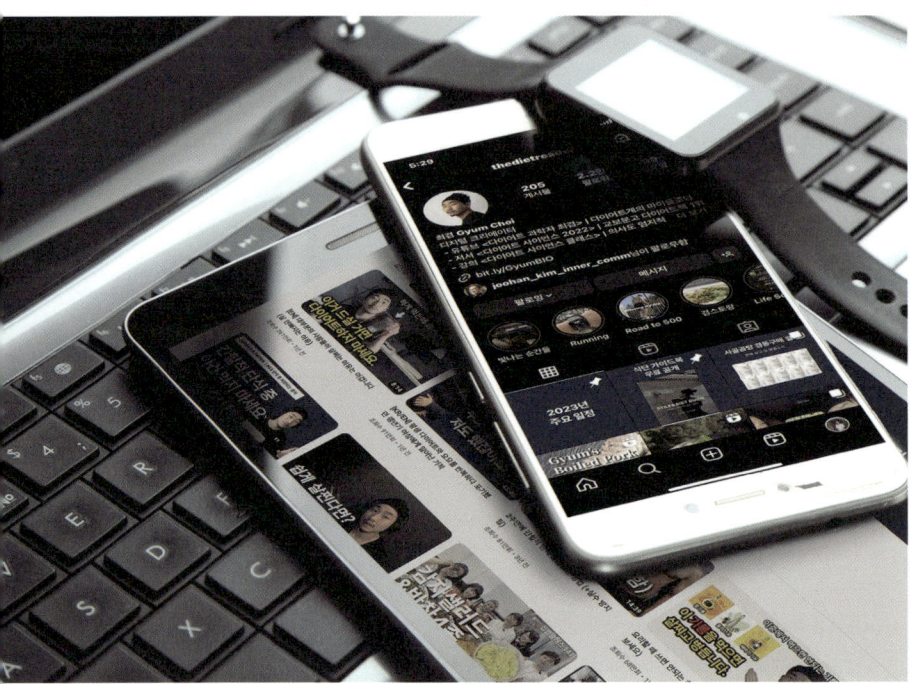

3. 이 일을 하는 이유

제 삶의 미션은 "건강하게 사는 게 쉽고 편한 사회를 만드는 것"입니다. 사람들이 자신의 몸과 삶을 올바르게 바라보고 소중하게 다룰 수 있게 돕고 싶습니다. 사람들이 자신이 가진 잠재력을 한껏 누리면서 살 수 있으면 좋겠습니다. 각자가 너무 아프지 않고 원하는 삶을 살다 갈 수 있게 돕고 싶습니다.

죽기 전 마지막 순간을 상상하면 오늘을 어떻게 살지 명확해지는 것 같습니다. 그 순간이 오면, 살면서 도움을 주고받았던 사람들의 얼굴과 그들과 나눈 이야기를 떠올릴 것입니다. 스스로에게 부끄럽지 않은 삶이었으며 이 정도면 괜찮은 여행이었다는 마음으로 기분 좋게 인사하고 떠나고 싶습니다.

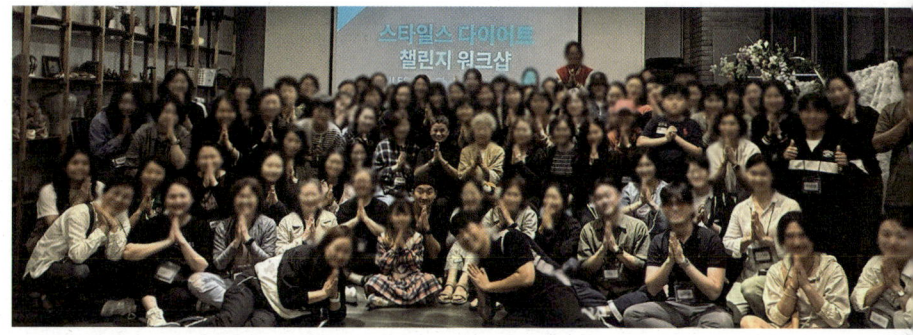

4. 현재 하고 있는 일

1. GYUMX LAB : 연구 및 집필

2. GYUMX MEDIA

유튜브 채널 : <다이어트 과학자 최겸>

서적 출판 : <다이어트 사이언스 2022>, <다이어트 사이언스 2024> 집필 중, <피트니스 사이언스 2024> 집필 중, <건강 레시피북> 집필 중

강연 : 클래스유 온라인 강의 <다이어트 사이언스 클래스>, 오프라인 강의 <다이어트 사이언스 올데이 클래스> 2024년 2분기 재개 예정

네이버 카페 커뮤니티 : <겸엑스 빌리지>

생활습관 챌린지 : <스타일스맵 다이어트 챌린지>

> · 스타일스맵 다이어트 12주 챌린지
> : 다양한 사람들과 온오프라인으로 연결되어 함께 생활 습관을 관리하는 챌린지입니다.
> · 활동 : 챌린저는 지역과 관심사를 중심으로 구성된 팀에 배정됩니다. 다른 챌린저와 단톡방에서 소통하며, 12주간 데일리/위클리 미션을 수행하고, 오프라인에서의 소모임과 이벤트들에 참가할 수 있습니다. (1박 2일 전체 MT도 갑니다)
> · 참가 자격 : 다이어트 사이언스 클래스 수강생(온라인 또는 오프라인)
> · 진행 상황 : 2023년에 진행된 1기(190명)를 시작으로 2024년 1월에 2기(300명)가 시작되었습니다. 이후 기수 진행 소식은 네이버 카페 <겸엑스 빌리지>에서 공지 예정입니다.

3. GYUMX NUTRITION : 제로또띠아, 제로모닝빵 등 건강 식품 개발

이 자료에는 최겸이 공동 창업한 회사의 제품(겸엑스라이프샵)에 대한 간접 홍보가 있습니다. 그리고 일부 QR 코드를 통해 소개되는 제품을 구매하실 경우 쿠팡 파트너스 활동의 일환으로 일정 금액을 수수료로 받을 수 있습니다. 이를 통해 얻는 수익은 좋은 콘텐츠를 만들고 한국 사회를 건강하게 만드는 데 소중하게 쓰겠습니다.

PROBLEM

what is the problem

02
해결하려는 문제

1. 현대인의 대표 건강 문제

생각보다 많은 분들이 아래 중 하나 이상의 문제를 경험하고 있습니다. 이 자료에 담긴 내용은 이런 문제를 갖고 계신 분에게 도움이 될 것입니다.

① 비만
② 당뇨
③ 암
④ 심혈관 질환
⑤ 지질 대사 이상
⑥ 인슐린 저항성
⑦ 고혈압
⑧ 호르몬 이상
⑨ 면역/염증 질환
⑩ 위장 문제
⑪ 소화장애
⑫ 피부 질환
⑬ 신경계 질환
⑭ 통증
⑮ 디스크/관절염
⑯ 근골격계 이상
⑰ 갑상선 이상
⑱ 생식 기능 문제
⑲ 무기력/활력저하
⑳ 대사 기능 저하
㉑ 일주기 리듬 붕괴
㉒ 영양 결핍
㉓ 우울
㉔ 불안
㉕ 중독
㉖ 식이장애
㉗ 강박
㉘ ADHD/ADD
㉙ 자아 존중 이슈
㉚ 2세 건강 이상

2. 잘못된 비만/다이어트 패러다임

이 그림은 그동안 많은 전문가분들이 살이 찌고 빠지는 현상을 설명할 때 사용했던 **"칼로리 균형 모델"을 설명합니다.** 좌측 그림은 음식을 통해 섭취한 열량(칼로리)의 총합이 소모한 에너지의 총합보다 많기 때문에 살이 찌는 것이라는 것을 설명합니다. 우측 그림은 음식을 통해 섭취한 열량보다 많은 에너지를 소모해야 살이 빠진다는 것을 설명합니다.

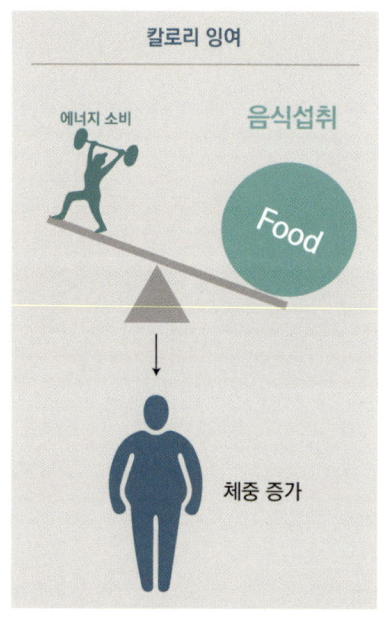 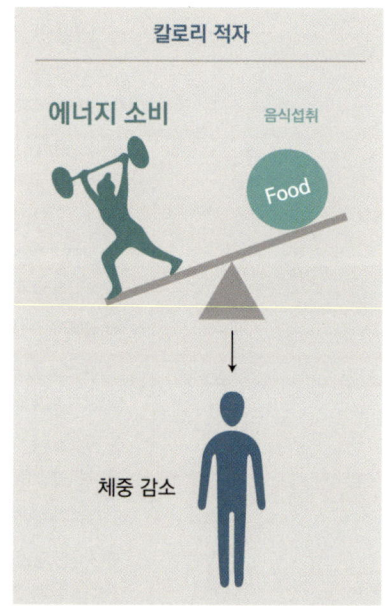

이 모델은 치명적인 오류와 한계를 가지고 있습니다. 기본적으로 칼로리 균형 공식(섭취 칼로리와 소모 칼로리의 차이를 가지고 체지방량의 변화를 설명하는 공식)에 몇 가지 오류가 있습니다. 그 오류는 도서 <다이어트 사이언스 2022>의 261~270 페이지에서 상세히 증명했습니다.
여기에서 칼로리 균형 공식의 오류를 간단히 설명해 보겠습니다.

칼로리 균형 공식
섭취 에너지 (A) - 소모 에너지 (B) = 체지방량 변화 (C)

✓ 문제1

"섭취 에너지와 소모 에너지가 독립적"이라고 가정했습니다. 이 가정은 거짓입니다. 몸은 섭취 에너지의 변화에 따라서 소모 에너지를 유연하게 바꿉니다. 그래서 섭취 에너지를 줄였을 때 몸이 그만큼 소모 에너지를 줄여버리면 체지방량은 크게 변하지 않을 수 있습니다.

✓ 문제2

호르몬과 효소가 지방분해에 미치는 영향을 고려하지 못했습니다. 체지방이 분해되기 위해선 적절한 호르몬과 효소의 조건이 갖춰져야 합니다. 이런 화학적 조건이 갖춰지지 않으면 칼로리 적자 상태(섭취 칼로리 - 소모 칼로리 < 0)를 만들어도 지방을 제대로 분해할 수 없습니다.

예를 들어, 하루 대사량이 2,000kcal인 여성이 하루 동안 여러 차례의 탄수화물 섭취를 통해 1,000kcal를 섭취했다고 가정해 보겠습니다. 이때 잦은 탄수화물 섭취에 의한 인슐린 분비 때문에 체지방을 제대로 태우지 못할 수 있습니다. 그렇게 사용 가능한 에너지가 모자랄 때 몸은 자동으로 소모 에너지를 줄일 수 있습니다. 대사적응이라고 불리는 이 현상은 <다이어트 사이언스 2022> 234~260페이지에서 논문 데이터와 함께 설명했습니다.

✓ 문제3

음식의 종류가 가진 영향력을 고려하지 못했습니다. 음식의 종류에 따라서 몸에서 일어나는 반응은 다양합니다. 예를 들어, 동일한 칼로리의 콜라(당분)와 아보카도(지방)를 섭취했을 때의 체내 대사 반응은 전혀 다릅니다. 심지어 동일한 탄수화물이더라도 어떤 음식으로 섭취하느냐에 따라 다른 결과를 낳습니다. (예 : 콜라 vs 백미)

> ✓ 문제4

"하루에 음식으로 섭취한 에너지 모두를 그날 사용할 수 있다."고 가정했습니다. 이 가정은 거짓입니다. 예를 들어, 정제 탄수화물을 통해 다량의 에너지가 빠르게 몸에 들어왔을 때 그 일부가 지방으로 바뀌면 당장 쓰기 어려운 에너지가 될 수 있습니다.

> ✓ 문제5

몸이 활용하는 에너지의 원천으로 섭취 에너지만 변수로 설정했습니다. "섭취 에너지량과 소모 에너지량에 의해 체지방량 변화가 결정된다."는 논리입니다. 이는 상황의 순서를 잘못 이해하고 있는 것입니다. "몸은 최근에 섭취한 에너지의 일부와 저장되어 있던 에너지의 일부를 활용하는데, 이때 사용된 체지방 에너지만큼의 체지방량이 변한다."고 보는 게 정확합니다.

칼로리 균형 공식 모델로 비만을 설명하는 것에는 더 치명적인 문제가 있습니다. **칼로리 외에도 현대인이 살찌게 만드는 원인은 다양하며 칼로리보다 더욱 큰 영향을 미치는 것들도 있습니다.** (이를 챕터3에 정리했습니다.) **다이어트를 해보셨다면 이 중에서 경험해 보신 현상이 있을 겁니다.**

- ✓ 적게 먹었는데 살이 안 빠졌다.
- ✓ 많이 움직이는데 살이 안 빠졌다.
- ✓ 많이 먹지 않았는데 살이 쪘다.
- ✓ 많이 움직이는데 살이 쪘다.
- ✓ 단기적으로 살을 뺐지만 유지하지 못했다.
- ✓ 살이 빠지긴 하는데 건강 상태나 컨디션이 나빠졌다.
- ✓ 다이어트 중 또는 이후에 식욕이 비정상적으로 증가했다.

이런 일이 발생하는 것은 몸이 상황에 적절하게 반응했기 때문입니다. **이런 현상은 여러분에게 문제가 있어서가 아니라 전통 다이어트 패러다임에 오류가 있기 때문에 일어났던 것입니다.**

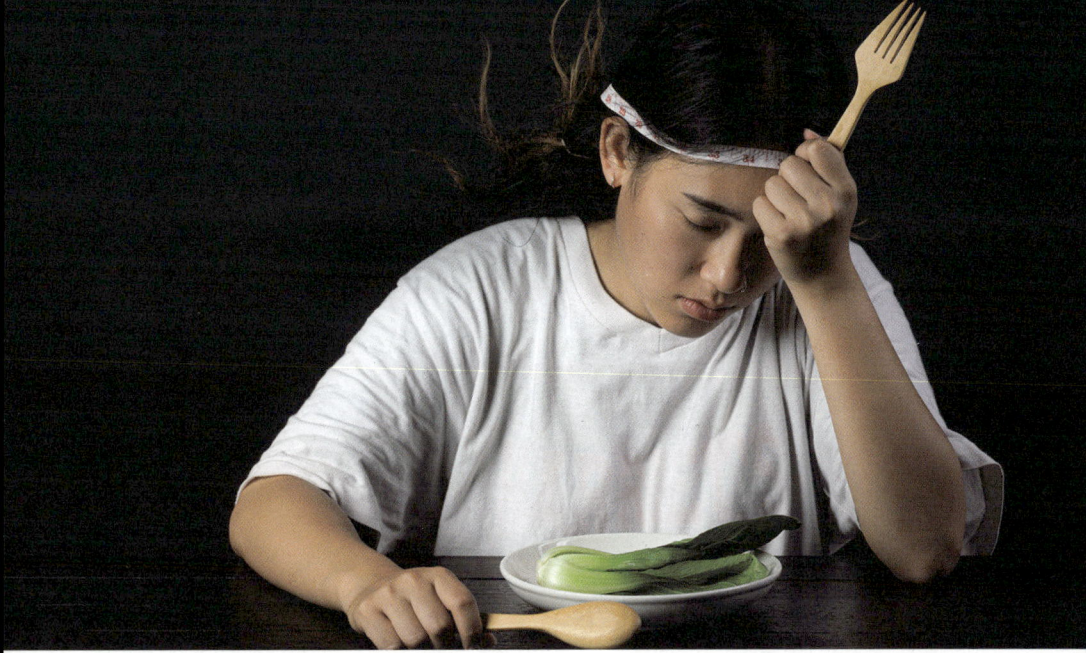

　사람들은 누군가가 다이어트에 실패하거나 요요를 겪는 것은 개인의 의지와 노력 탓이라고 말했습니다. 살이 찐 사람들은 그 말을 믿고 스스로를 탓했습니다. 그렇게 다시 잘못된 방법으로 다이어트를 했고 결과는 똑같았습니다. 더 이상 생활 습관만으로 해결이 안 될 때 누군가는 비만 관련 약물/수술/시술을 선택했습니다. (생각보다 정말 많은 여성분들이 다이어트 약이나 시술을 처방받은 경험이 있습니다.)

　그동안 알 수 없는 이유로 살이 쪘다면, 다이어트에 실패했다면, 감량 이후에 요요를 반복해서 겪었다면 그건 여러분의 잘못이 아닙니다. 애초에 전문가들이 근본 문제를 잘못 이해했고, 잘못된 해결책을 제시했기 때문에 그런 일이 일어났던 것입니다. 다이어트가 평생의 숙제였던 것은 잘못된 방법으로 문제를 해결하려고 했기 때문입니다. 잘못된 방법으로 문제를 이해하고 해결하려 하면 문제 증상은 반복될 수밖에 없습니다. (2형 당뇨, 고혈압, 고지혈증 등의 대사 질환이 생기면 약을 먹으면서 평생 관리해야 한다고 이야기하는 것도 같은 구조입니다.)

　여기까지 잘 따라오셨다면 전통 다이어트 패러다임의 문제를 이해하셨을 것입니다. 오늘부로 칼로리 균형 모델을 마음에서 떠나보내 주시길 바랍니다. 이제부터 새로운 관점으로 이 문제를 바라보실 수 있게 도와드리겠습니다.

THEORY

basic theory

03

기본 이론

1. 대사 중심 모델:
새로운 비만/다이어트 패러다임

한 개인의 비만을 유발하는 원인은 음식, 수면, 신체 활동, 심리적인 요인, 장 상태 등 매우 다양합니다. 몸이라는 시스템은 정말 복잡하며, 개인이 살아가고 있는 환경도 정말 다양하고 복잡합니다. 우리가 몸으로 경험하는 일들은 몸의 안팎에 존재하는 다양한 요소간의 복합적이고 역동적 상호작용의 결과입니다. 몸의 특정 요소나 자연스러운 상호작용에 문제가 생기면 비만을 포함한 대사 질환이 발생할 수 있습니다.

다음의 그림은 제가 지금까지 연구한 내용을 바탕으로 구축한 비만의 알고리즘입니다.

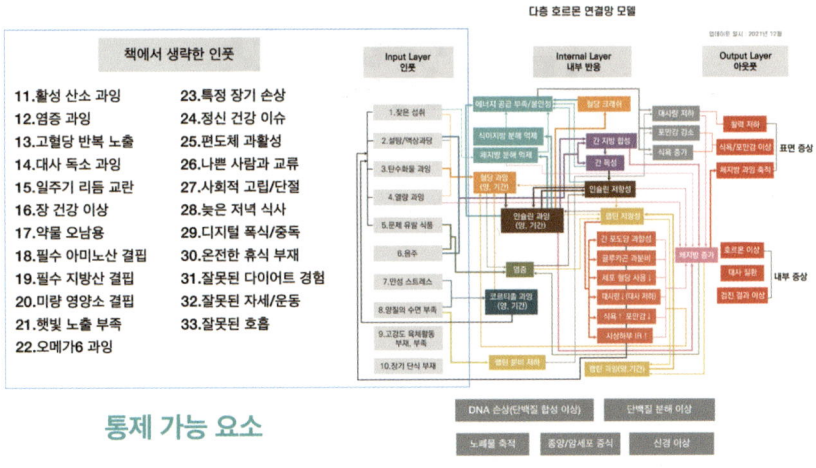

각 상자는 특정 자극이나 현상을 상징합니다. 하나의 상자가 버튼처럼 눌리면(활성화되면) 화살표가 뻗어나가듯 후속 반응을 유발합니다. Input Layer(인풋)에 있는 요소들은 우리가 몸에 넣어주는 자극이나 행위이고, **Internal Layer(내부 반응)**의 요소들은 체내 대사 시스템에서 일어나는 반응들이며, **Output Layer(아웃풋)**의 요소들은 건강 검진이나 관찰을 통해 드러나는 결과입니다.

여기에서 우리가 통제할 수 있는 것은 Input layer의 요소들입니다. 여기에 현대인의 대사를 망치는 대표 원인들이 있습니다.

이 모델에 대한 설명은 다음 QR 링크로 연결되는 강의 영상을 통해 확인하실 수 있습니다.

이는 2023년 6월 김주환 교수님과 진행한 겸엑스 컨퍼런스 중 강연했던 영상입니다. 당시엔 문제의 원인으로 24가지를 지적했고, 이후 10월에 있었던 강의에서는 30여 가지를 다뤘습니다. 10월 강의의 녹화 영상은 클래스유에 업로드된 "다이어트 사이언스 클래스"의 보너스 강의에서 볼 수 있습니다.

지금 보시는 모델은 제가 2021년에 처음으로 만든 것입니다. 2024년 2분기 이후에 출간할 도서 <다이어트 사이언스 2024>에서는 업그레이드된 모델을 공개할 예정입니다.

쉬운 이해를 위해 비만 이슈를 범죄 사건에 비유해 보겠습니다.

여러분과 제가 셜록 홈즈와 왓슨이라고 가정해 봅시다. 한 개인이 살이 찌거나 장기간 다이어트에 실패하는 것이 범죄 사건입니다. 영국 전역에서 연쇄 사건이 일어나고 있고 현장의 경찰들이 몇 가지 증거만 가지고 한 용의자(칼로리)를 체포했습니다. 그런데 용의자가 잡혔음에도 불구하고 범죄 사건은 수십 년간 계속 일어났습니다. 저희는 진짜 범인을 찾기 위해 다른 방식으로 이 사건을 파헤칩니다.

알고 보니 이 사건의 용의자는 적게 잡아도 30명이었습니다. 대부분의 사건에서 범인은 1명이 아니라 2명 이상이었습니다. 진짜 범인은 "일상에서 노출되는 다양한 문제 자극", "다양한 문제 습관", 그리고 "다양한 환경적 요소"였습니다.

그리고 대부분의 범죄는 하루아침에 발생한 게 아니라 오랜 세월 속에서 반복되는 과정에서 일어났습니다. 여러 범인이 오랜 세월 돌아가면서 함께 문제를 일으켜왔던 것입니다.

그동안 다양한 전문가들이 비만과 다이어트에 대해 다양한 의견을 내놓았습니다. 대표적으로 "섭취 칼로리를 줄이는 게 답이다.", "적당히 먹고 운동을 많이 하면 빠진다.", "OO를 많이 먹으면 살이 빠진다.", "채소 과일식이 좋다.", "저탄고지가 좋다/나쁘다.", "간헐적 단식이 좋다/나쁘다." 등이 있습니다.

그런데 이렇게 단편적인 이야기로 이 문제를 설명하는 것은 눈을 가린 사람들이 자신이 만진 특정 부위만을 가지고 코끼리의 모습을 설명하는 것과 같습니다. 각자의 이야기가 단편적으로 맞더라도 코끼리의 진짜 모습은 그렇게 알 수 없습니다.

전체 상황을 종합적으로 볼 수 있어야 이 사건을 해결할 수 있습니다. 열린 마음으로 다양한 단서들을 하나하나 유심히 살피고 검증하며, 진짜 범인을 찾아나가는 게 이 과정의 본질입니다. 이때 여러분이 중요하게 봐야 하는 키워드는 대사(metabolism)입니다.

2. 대사의 이해
: 대사란 무엇인가?

대사는 생명체 내부에서 일어나는 다양한 화학 반응들을 의미합니다. 결합하거나 분리되고, 합성되거나 분해되고, 활성화되거나 비활성화되는 등의 방식으로 일어납니다. 대사가 망가진다는 것은 다양한 상황을 지칭할 수 있습니다.

1. 특정 구성 요소
(체성분, 세포, 조직, 장기 등) 손상

2. 특정 요소
(세포, 장기, 또는 시스템)가
적절하게 기능하지 못하는 상황

3. 신호 체계
(호르몬과 신경 시스템)에 문제 발생

4. 자연스러운 흐름이나 리듬에
문제 발생(ex.일주기리듬 교란)

5. 그 외에 앞서 나열했던
건강 문제들(오른쪽 참조)

- 비만
- 당뇨
- 암
- 심혈관 질환
- 지질 대사 이상
- 인슐린 저항성
- 고혈압
- 호르몬 이상
- 면역/염증 질환
- 위장 문제
- 소화장애
- 피부 질환
- 신경계 질환
- 통증
- 디스크/관절염
- 근골격계 이상
- 갑상선 이상
- 생식 기능 문제
- 부기력/활력저하
- 대사 기능 저하
- 일주기 리듬 붕괴
- 영양 결핍
- 우울
- 불안
- 중독
- 식이장애
- 강박
- ADHD/ADD
- 자아 존중 이슈
- 2세 건강 이상

3. 대사가 망가지는 원인
: 대사를 망치는 물질의 반복 섭취

[대사를 망치는 대표적인 식품은 "설밀나튀" 입니다.]

설탕/액상과당

설탕의 과당은 간에서 독처럼 대사되어 간을 포함한 전신에 문제를 유발합니다. 과당을 과잉 섭취할 경우 염증, 간 손상, 지방간, 요산(고혈압, 통풍), 식욕 체계 교란, 고혈당, 인슐린 저항성, 랩틴 저항성, 장 유해균 과증식 등의 문제가 발생합니다.

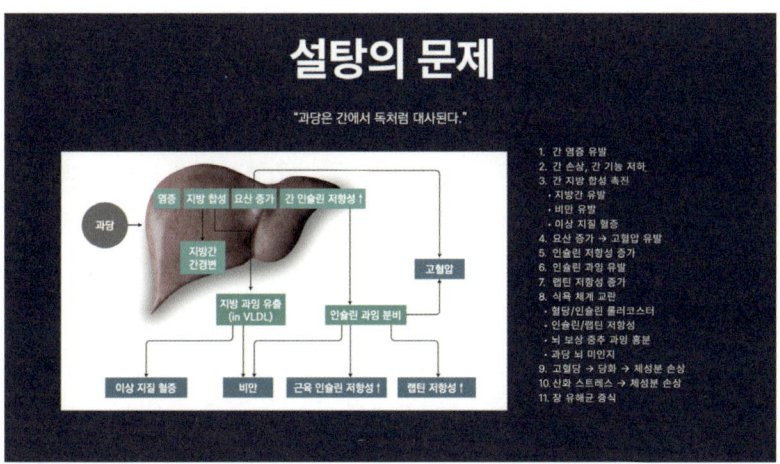

밀가루/글루텐

주로 밀가루 음식을 통해 섭취되는 글루텐은 장에 문제를 만들 수 있습니다. 이는 염증, 자가면역반응, 소화 장애, 그리고 특정 신체 요소의 기능 장애를 유발할 수 있습니다. 이렇게 장이 망가지면 몸과 마음 건강의 전반이 망가집니다.

아래의 증상을 겪고 있는데 이유를 알 수 없다면 밀가루를 1달간 끊어보세요. 만약 해당 증상에 변화가 있다면 밀가루가 원인이었다는 것을 알 수 있습니다.

- ✓ 장 관련 문제 ex) 밀가루 음식을 먹으면 소화가 잘 안 되거나 배에 가스가 찬다.
- ✓ 위 관련 문제 ex) 역류성 식도염
- ✓ 두통, 복통, 관절통, 근육통
- ✓ 부종, 피부 가려움증
- ✓ 브레인 포그, 집중력 저하
- ✓ 우울, 피로, 무기력
- ✓ 염증성 질환(류마티스 관절염, 아토피, 비염)
- ✓ 자가면역 질환
- ✓ 심각한 생리통 및 생리 전 증후군
- ✓ 주의력 결핍 과잉행동장애(ADHD)
- ✓ 루게릭병 등의 운동 기능 장애

나쁜 기름

제가 나쁜 기름으로 분류하는 기름은 대두유, 카놀라유, 포도씨유, 해바라기씨유와 같이 콩이나 씨앗에서 화학적 공정을 통해 억지로 추출한 기름이나 쇼트닝, 마가린, 에스테르화유입니다. 이런 기름은 섭취되었을 때 염증과 활성산소의 과잉 생성을 유발합니다. 그리고 기름을 정제하는 과정에서 만들어지는 유해한 화합물들의 문제(트랜스지방, 산화물)와 과다한 오메가6 지방산이 오메가3 지방산의 체내 흡수를 방해하는 문제가 있습니다. 이는 전신의 대사에 문제를 만들며 심혈관 질환과 암을 포함한 다양한 질병의 리스크를 높입니다.

튀긴 음식

음식을 고온에 튀기는 과정에서 트랜스지방을 포함한 유해 물질이 생성됩니다. 게다가 식당이나 식품 업체에서 음식을 튀길 때 사용하는 기름 자체가 앞서 지적한 나쁜 기름일 가능성이 높습니다. 그래서 튀긴 음식의 반복 섭취는 대사에 문제를 만들고 다양한 질병의 리스크를 증가시킵니다.

술

　술을 마시는 것은 염증을 유발하며 간을 손상시키고 간에서 지방 합성을 유발합니다. 반복되는 음주로 인해 이런 상황이 반복되면 간이 손상되고 지방간도 생깁니다. 손상된 간은 점점 딱딱해지는데(섬유화) 이것이 장기간 진행되면 간경변이나 간암까지 이어질 수 있습니다. 그리고 술은 간뿐만 아니라 전신에서 세포 손상과 암을 유발합니다. 특히 술이 뇌세포를 망가뜨리면 인지 장애, 행동 장애, 감정 조절 장애, 퇴행성 뇌 질환 등이 발생할 수 있습니다.

잘못된 방법으로 생산 ~ 가공 ~ 유통된 식품

　아무리 좋은 식품이라도 잘못된 방식으로 길러졌거나 가공 및 유통 과정이 적절하지 않으면 몸에 문제가 될 수 있습니다.

몸에 안 맞는 식품

　정상적인 식품이더라도 개인의 몸에 안 맞으면 섭취시 문제를 유발합니다. 몸에 맞지 않는 음식을 섭취하고 나면 대표적으로 알러지 반응, 컨디션 저하, 피부 문제, 복부 가스, 식욕 이상 등의 문제 반응이 일어납니다.

설밀나튀하다

　"설밀나튀하다"라는 표현은 제 유튜브 구독자분들 사이에서 사용되는 유행어입니다. 저는 오래전부터 유튜브를 통해 설밀나튀(설탕, 밀가루, 나쁜 기름, 튀긴 음식)를 끊거나 줄이는 것을 제안해 왔습니다. 많은 분이 설밀나튀 제한을 실천해 오셨고, 살이 많이 빠지거나 건강에 긍정적인 변화가 일어났다는 이야기를 전해주고 계십니다.

　건강해지고 싶은데 어떻게 시작해야 할지 모르겠다면 먼저 '설밀나튀술'만 1개월 이상 끊어볼 것을 제안합니다. 수면 문제나 염증/면역 문제가 있는 분들은 '커피'와 '유제품'까지 포함해서 '설밀나튀술커유'를 제한해 보는 것을 제안합니다. 1달만 딱 해보고 판단해 보세요. 돈 한 푼 안 들이고도 삶에 변화가 일어날 것입니다.

3. 대사가 망가지는 원인
: 양질의 수면 부족

다음 중 해당되는 사항이 있다면 '양질의 수면'이 부족한 상황일 가능성이 높습니다. 자신에게 해당되는 항목이 있는지 체크해보세요.

- [ ] 평균 7시간 미만 잔다.
- [ ] 깊게 자지 못한다. (자다가 1번 이상 깨거나, 자고 나서도 피곤하다.)
- [ ] 수면 패턴이 불규칙하다.
- [ ] 취침 전 5시간 이내에 음식물을 섭취한다.
- [ ] 취침 전 12시간 이내에 커피를 마신다.
- [ ] 매일 커피를 마신다.
- [ ] 하루 평균 2잔 이상 커피를 마신다.
- [ ] '나는 커피를 마셔도 잘 잔다.'고 생각한다.

> 💡 커피를 마셔도 잘 잔다고 생각하시는 분은 진짜 잘 자는 게 무엇인지 모르실 가능성이 높습니다. 카페인을 1달 이상 끊어 보시면 제 말의 의미를 이해하실 수도 있습니다.

- [ ] 취침 전 3시간 이내에 전자기기 화면을 본다.
- [ ] 취침 전 3시간 이내에 흰색 또는 밝은 조명에 노출된다.
- [ ] 취침 전 3시간 이내에 과격한 신체활동을 한다.
- [ ] 취침 전 3시간 이내에 자극적인 콘텐츠를 본다.
- [ ] 술을 자주 마신다.
- [ ] 수면 중 코로 숨을 쉬는 데 어려움이 있다.

3. 대사가 망가지는 원인
: 일주기 리듬을 교란하는 생활 환경

- ☐ 늦은 시간의 블루라이트 또는 밝은 빛 노출
- ☐ 늦은 시간의 음식물 섭취
- ☐ 무분별한 카페인 섭취
- ☐ 늦은 시간의 자극적 콘텐츠 감상
- ☐ 늦은 시간의 과격한 신체활동
- ☐ 무분별한 낮잠
- ☐ 늦은 시간의 낮잠
- ☐ 햇빛 노출 부족
- ☐ 불규칙한 수면 패턴
- ☐ 스트레스/불안 과잉
- ☐ 특정 약물

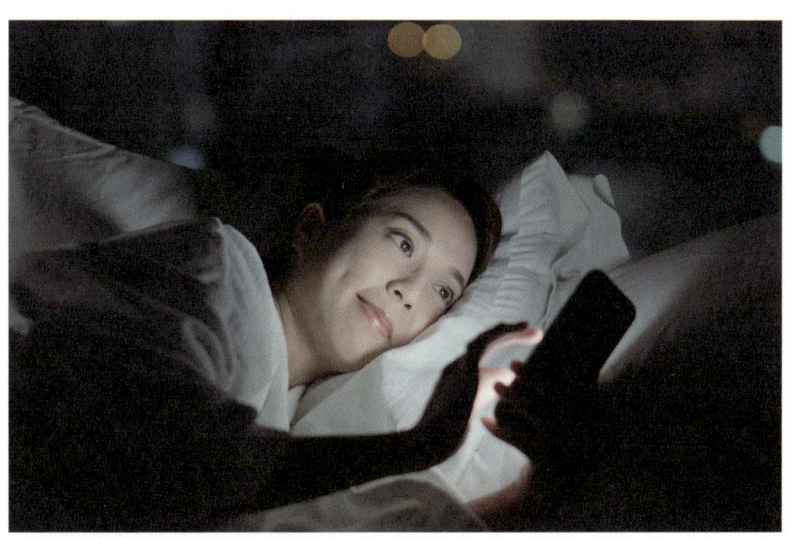

3. 대사가 망가지는 원인
: 늦은 저녁 식사

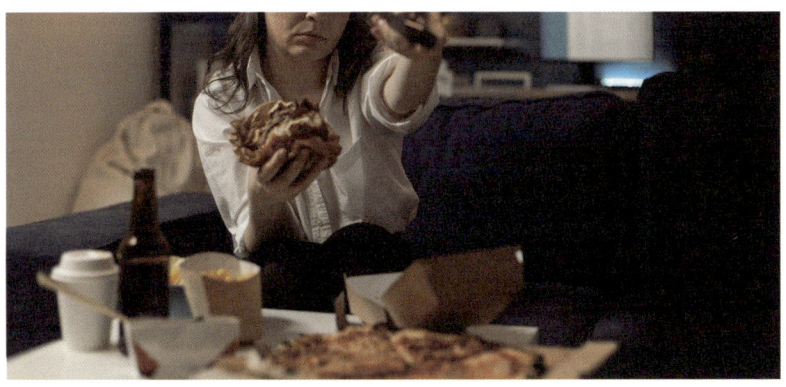

 저는 취침 전 5시간 이내에 음식물 섭취하는 것을 늦은 저녁 식사로 정의합니다. 참고로 섭취된 음식물이 소장에서까지 소화되는데 6~8시간이 걸립니다. 저녁을 7시에 먹고 10시에 눕는다면 위에서 넘어온 음식들이 소장에서 본격적으로 소화되기 시작했을 겁니다.

3. 대사가 망가지는 원인
: 잦은 음식물 섭취

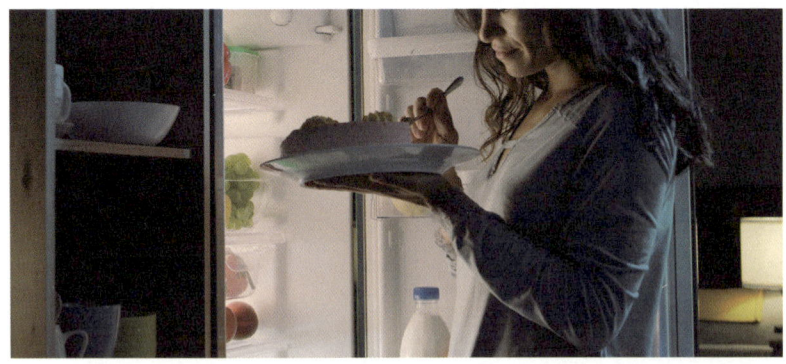

 하루 중 적절한 공복 시간이 부재할 경우 대사 시스템 회복이 어렵습니다.

3. 대사가 망가지는 원인
: 대사 독소 과잉

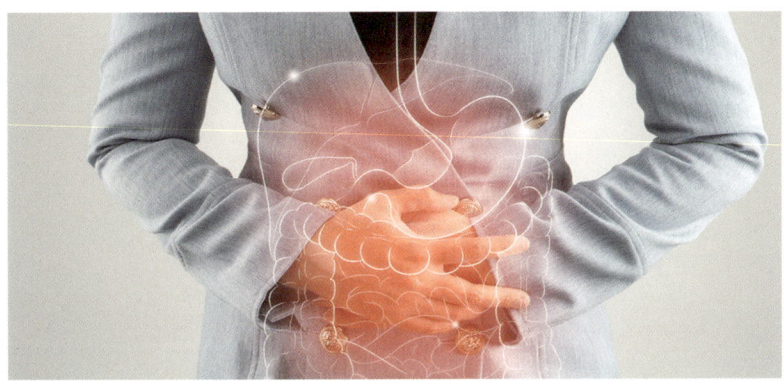

    활성산소, 염증, 중금속, 농약, 항생제, 고혈당 등에 반복 노출되면 대사가 망가질 수 있습니다.

3. 대사가 망가지는 원인
: 탄수화물 과잉 섭취

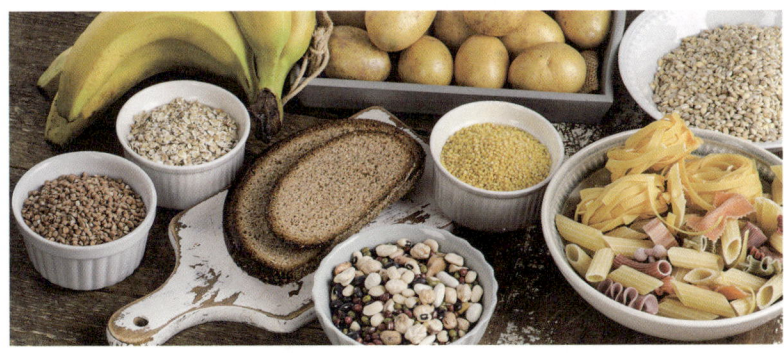

    탄수화물 자체는 중요한 에너지 급원이지만 자신의 몸 상태와 생활 맥락에 따라 적절한 섭취량이 달라집니다. 많은 현대인이 육체 활동이 많지 않거나 에너지 대사에 문제가 있음에도 불구하고 탄수화물을 지나치게 많이 섭취하고 있습니다.

3. 대사가 망가지는 원인
: 무분별한 커피 섭취

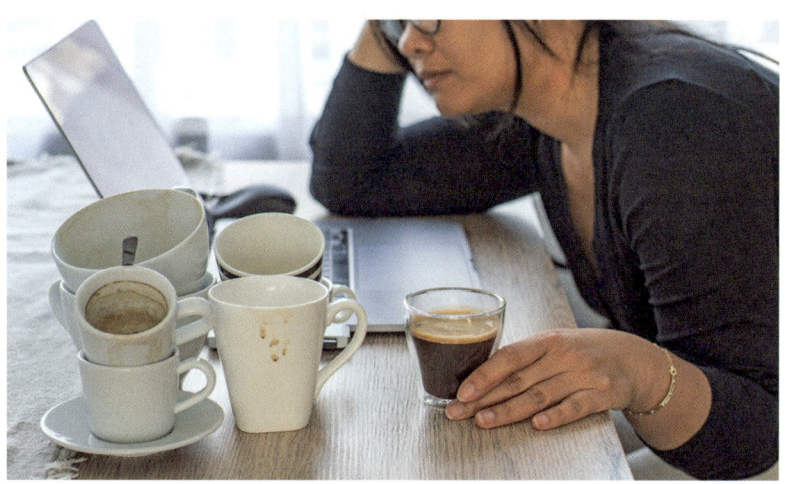

    커피는 대사를 활성화하고 식욕을 안정화하는 효과가 있습니다. 하지만 커피를 무분별하게 섭취하면 대사에 문제가 생길 수 있습니다. 잘못된 커피 섭취가 만들 수 있는 문제는 다음과 같습니다.

- **수면의 양과 질 저하** : 커피의 카페인이 뇌 아데노신 수용체에 결합해서 잠에 드는 것과 깊게 자는 것을 방해합니다. 참고로 카페인의 반감기는 약 6시간으로 알려져 있습니다. 정오에 카페인 100mg을 섭취하면, 저녁 6시에 50mg, 자정에 25mg의 카페인이 체내에 남아있을 수 있다는 것입니다.
- **고혈압 유발** : 커피는 혈압과 심박수를 높이는 효과가 있습니다. (고혈압이 있으신 분들은 반드시 커피부터 끊으셔야 합니다.)
- **위장 장애** : 무분별 커피 섭취는 역류성 식도염 등의 소화계 문제를 만들 수 있습니다.
- **철분 흡수 방해**
- **마그네슘 결핍** : 커피의 이뇨 작용이 마그네슘과 같은 수용성 미네랄의 결핍을 유발할 수 있습니다. 수용성 미네랄 중에서도 마그네슘은 대사 전반에서 중요한 미네랄입니다. 그래서 마그네슘 결핍은 특히 뼈와 근육 건강에 문제를 유발할 수 있습니다. (갱년기 이후 여성 또는 골다공증 위험이 있는 분들은 특히 주의하세요.) 그리고 마그네슘 결핍은 변비, 무기력, 불안, 우울, 고혈압 등의 문제를 유발할 수 있습니다.

3. 대사가 망가지는 원인
: 열량 과잉 섭취

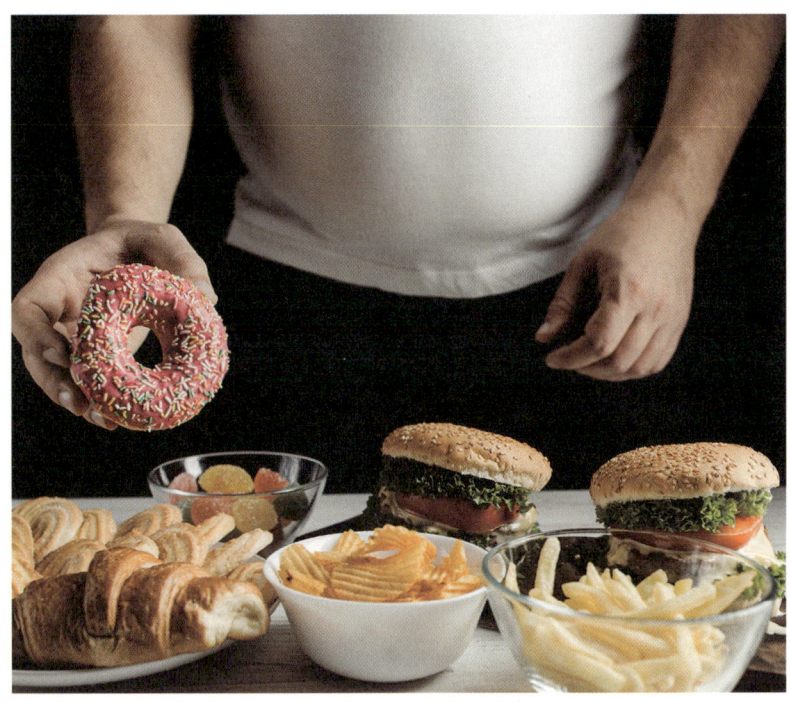

장기간 반복해서 필요량 이상의 열량을 섭취하는 것도 비만의 원인이 될 수 있습니다.

다이어트 주제에서 가끔씩 "칼로리는 중요하지 않다."는 말이 나옵니다. 그런데 이런 표현은 칼로리 자체가 중요하지 않다고 오해하게 만들 소지가 있습니다. 그래서 "칼로리 계산은 한계가 크다."고 말하는 게 더 적절하다고 생각합니다. 이는 몸이 대사 상황에 맞춰 유동적으로 반응하는 폭이 크니까 인간이 그걸 머리로 계산하는 것에 한계가 있다는 것을 의미합니다.

3. 대사가 망가지는 원인
: 마음 문제

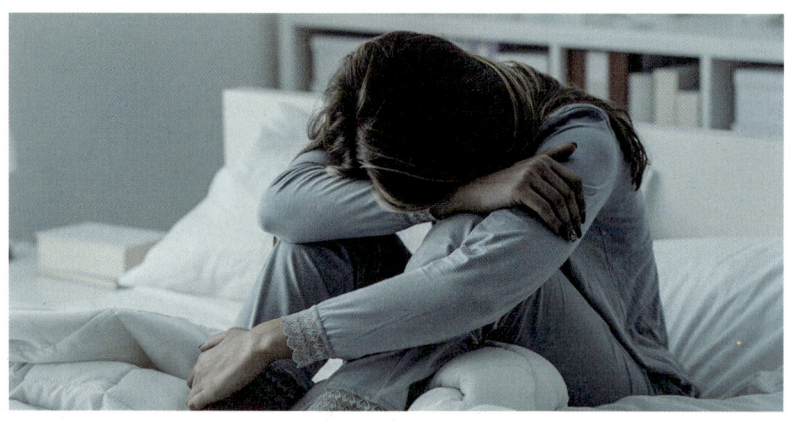

스트레스, 우울, 불안, 강박, 트라우마, 자존감 이슈 등

3. 대사가 망가지는 원인
: 장 문제 유발 자극

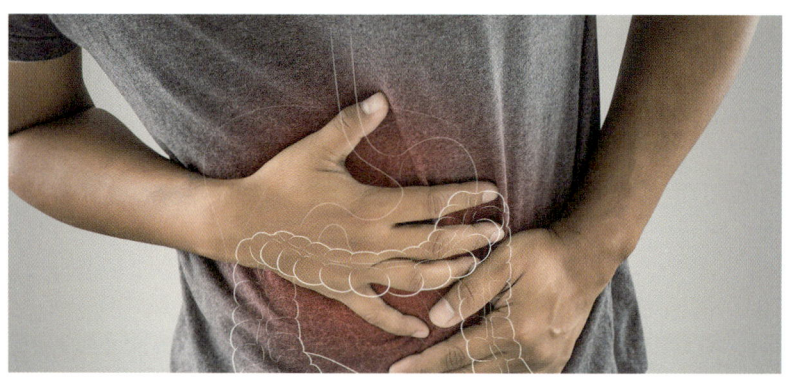

가공식품, 술, 설탕, 글루텐, 항생제, 항염증제, 만성 스트레스, 수면 부족, 환경 독소, 중금속

3. 대사가 망가지는 원인
: 대인 관계 문제

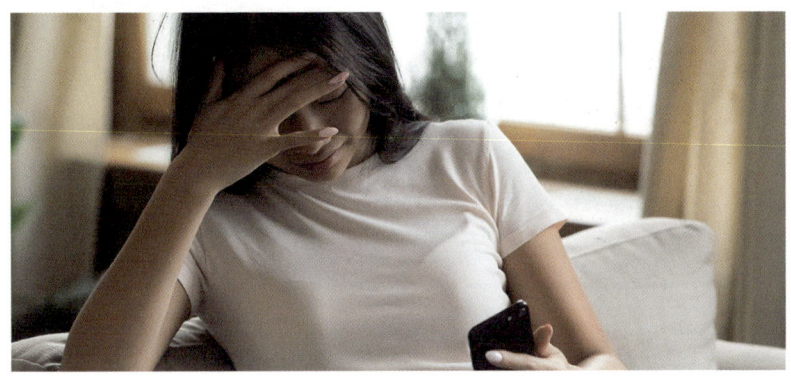

나쁜 사람과의 교류, 사회적 고립/단절, 좋은 인간관계 부재

3. 대사가 망가지는 원인
: 장기 단식 부재

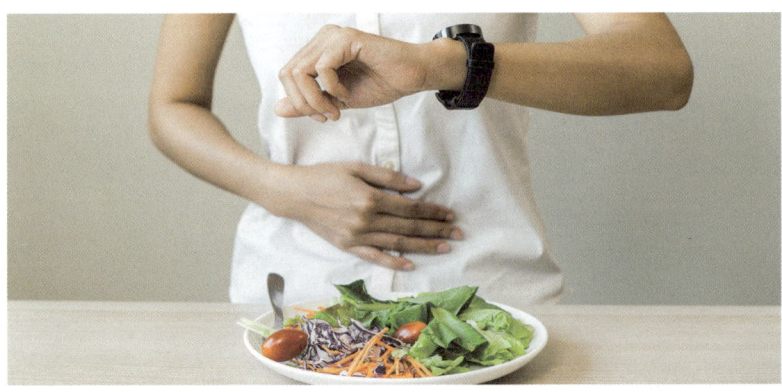

저는 24시간 이상의 공복을 장기 단식으로 분류합니다. 24시간 이상의 공복이 건강한 대사를 유지하는 데 중요한 역할을 하지만 현재 많은 분이 365일 매일 음식을 드시고 있습니다.

3. 대사가 망가지는 원인
: 햇빛 노출 부족

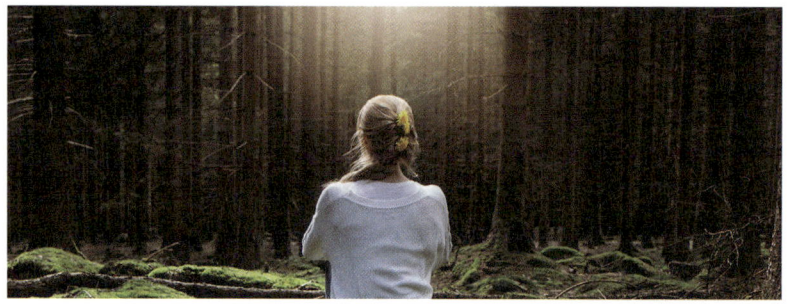

　피부를 통해 햇빛을 받을 때 비타민D가 합성되는데 비타민D는 뼈 건강 유지를 포함하여 다양한 대사 과정에 중요한 작용을 합니다. 햇빛을 충분히 쐬는 것은 숙면과 긍정적 감정 유지에도 도움이 됩니다. 많은 현대인이 해가 떠 있을 때 외부 활동이 부족하고 의복으로 전신을 몸을 가리고 살기에 몸으로 충분한 햇빛을 쐬지 못하고 있습니다.

3. 대사가 망가지는 원인
: 디지털 폭식/중독

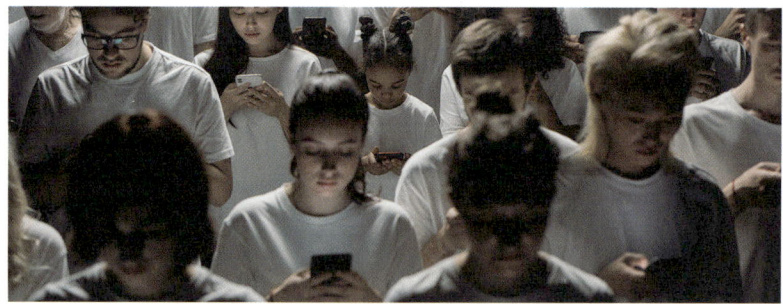

　현대인은 디지털 세상에 너무 많은 시간과 에너지를 쏟고 있습니다. 무분별한 디지털 디바이스 이용과 디지털 콘텐츠 감상은 뇌 건강을 저해하며 다양한 감정, 인지 기능에 문제를 만들 수 있습니다.

3. 대사가 망가지는 원인
: 고강도 육체 활동 부족

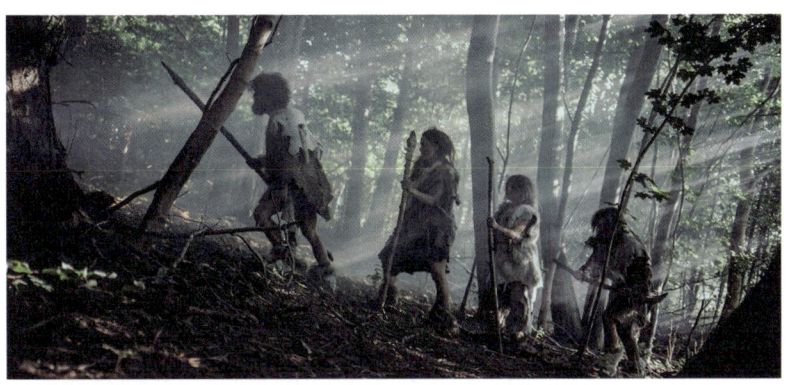

  인류는 오랜 세월 음식을 구하거나 생존에 필요한 활동을 하기 위해서 상당한 양과 강도의 육체 활동을 수행해야 했습니다. 하지만 현대인은 산업의 발달로 인해서 충분한 육체 활동을 하지 않고 있습니다.

3. 대사가 망가지는 원인
: 오메가6 과잉 섭취

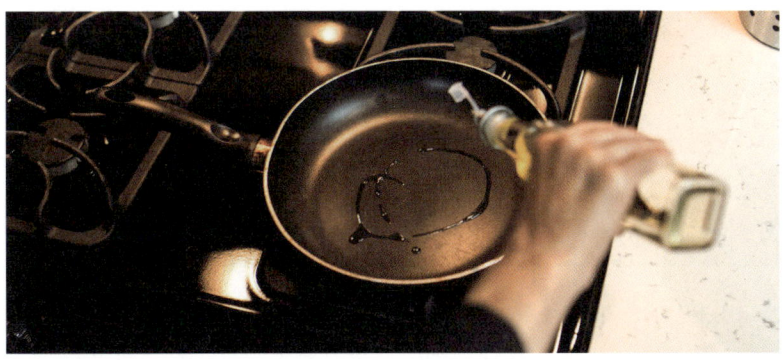

  오메가6는 필수 지방산의 일종이지만 과하게 섭취되었을 때 염증을 유발하고 오메가3의 흡수를 저해하는 등의 문제를 갖고 있습니다.

3. 대사가 망가지는 원인
: 약물 오남용

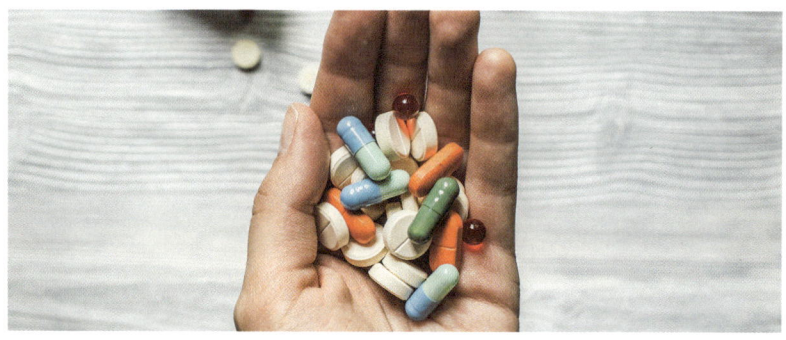

　모든 약물은 효능과 부작용을 가지고 있습니다. 약물은 기본적으로 몸의 대사 시스템 어딘가에 변화를 만들며 특정 문제를 해결합니다. 약물을 오남용할 경우 국지적 문제는 해결할 수도 있지만, 대사 전반에 문제가 생길 수 있습니다.

3. 대사가 망가지는 원인
: 필수 아미노산 결핍

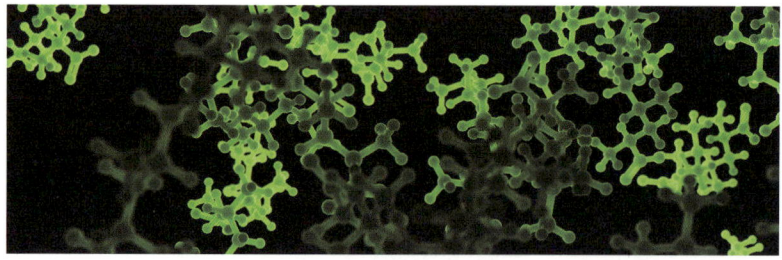

　아미노산은 단백질을 구성하는 기본 단위로 체성분을 합성하는 데 쓰이는 중요한 재료입니다. 몸이 필수 아미노산을 충분히 공급받지 못하면 근육 건강, 면역력, 호르몬 시스템, 효소 반응, 에너지 대사 등에 문제가 생길 수 있습니다.

3. 대사가 망가지는 원인
: 필수 지방산 결핍

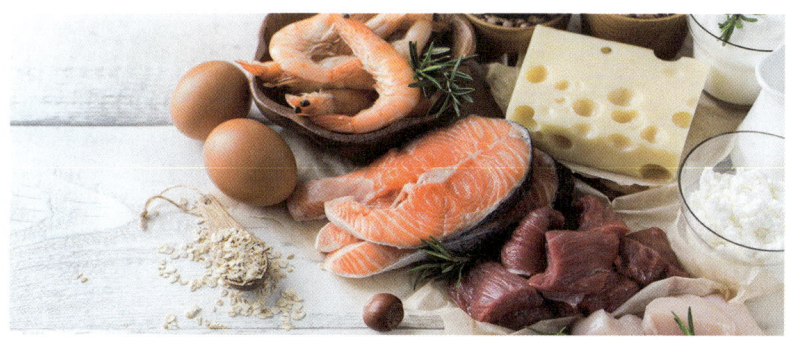

지방산은 에너지원인 동시에 체성분을 합성하는 데 쓰이는 중요한 재료입니다. 몸이 필수 지방산을 충분히 공급받지 못했을 때도 대사 전반의 기능에 문제가 생길 수 있습니다.

3. 대사가 망가지는 원인
: 특정 미량 영양소 결핍

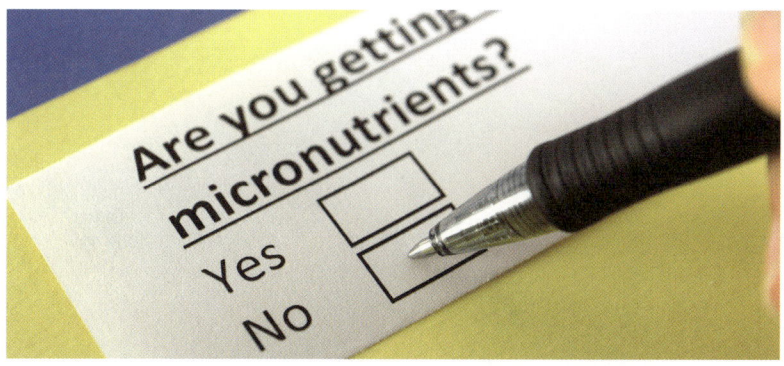

앞서 대사는 몸에서 일어나는 다양한 화학 반응이라고 했습니다. 이 화학 반응이 일어날 때 다양한 미량 영양소가 필요합니다. 그래서 특정 미량 영양소가 결핍될 경우 적절한 대사 기능에 문제가 생길 수 있습니다.

3. 대사가 망가지는 원인
: 열량 결핍

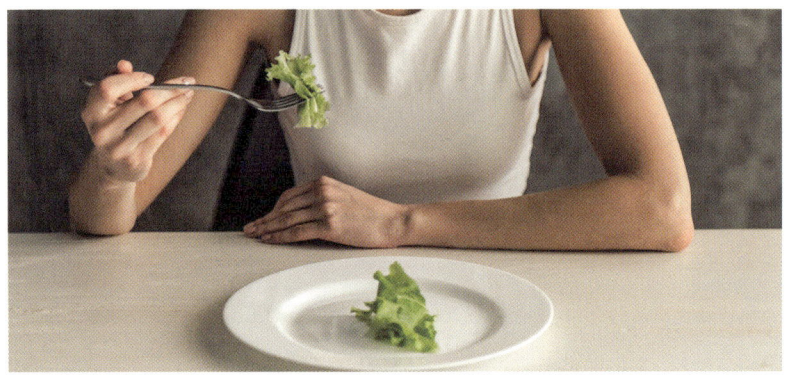

　지나치게 적은 양의 에너지를 섭취하는 것도 대사에 문제를 만들 수 있습니다. 이때 몸에 체지방이 많고 지방을 동시에 잘 쓸 수 있는 상황이라면 괜찮지만, 그렇지 않다면 열량 결핍은 주의가 필요합니다.

3. 대사가 망가지는 원인
: 잘못된 자세

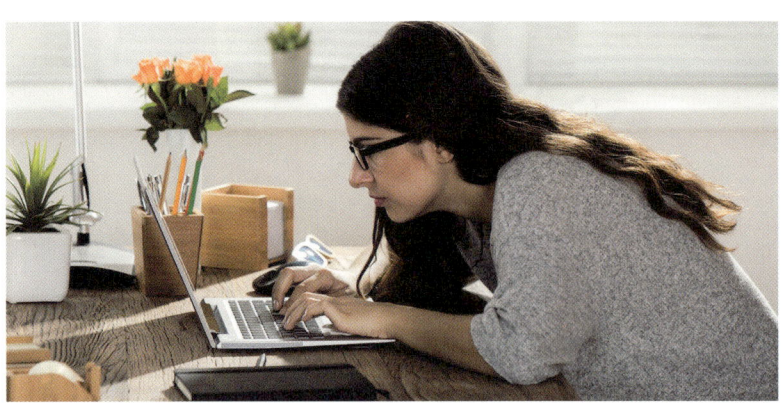

　잘못된 자세는 신경계에 문제를 만들어 대사 문제를 유발할 수 있습니다.

3. 대사가 망가지는 원인
: 잘못된 호흡 방식

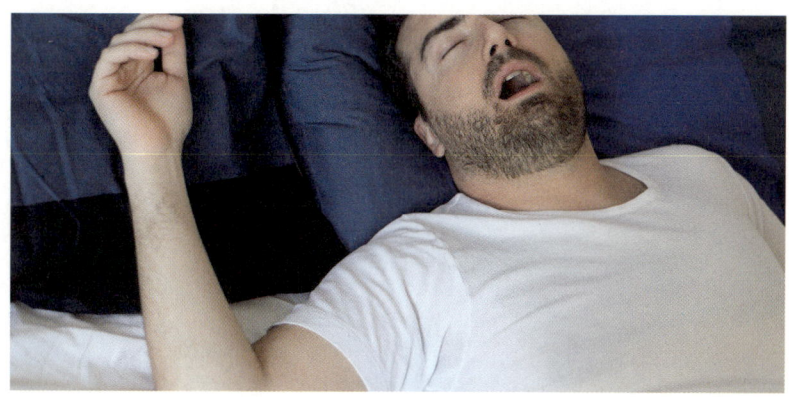

　호흡은 생명 유지의 원천이 되는 활동이며 전신의 세포의 활동에 큰 영향을 미칩니다. 잘못된 호흡 또한 대사 문제를 유발할 수 있습니다. 특히 잘 때 잘못된 방식으로 호흡을 하는 분들은 수면의 질이 떨어질 수밖에 없고, 이는 전신의 대사에 문제를 유발합니다.

STILES MEPP

New Paradigm

04

최겸의 다이어트

삶의 기둥 10가지를 관리하여
몸과 삶을 건강하게 돌보는 다이어트

최겸의 다이어트
건강한 삶의 10가지 기둥

✓ **6가지 건강 습관**
(STILES)

Stop Eating Bad Food
나쁜 음식 제한하기
: 설밀나튀술을 포함해
  몸에 맞지 않는 음식 끊거나 줄이기

Time Restricted Eating
섭취 시간 제한하기
: 하루 2끼를 좋은 음식으로 잘 먹고,
  취침 전 충분한 시간 금식하기

Intermittent Fasting
간헐적으로 단식하기
: 적절한 때에 24시간 이상 단식하기

Low Carb
탄수화물 섭취량 줄이기
: 좋은 음식을 통해서 자신의 몸에 맞는
  양과 빈도로 탄수화물을 섭취하고,
  좋은 단백질과 지방 충분히 챙겨 먹기

Exercise
운동하기
: 주 3회 이상 운동하고 자주 걷기

Sleep
잠 잘 자기
: 하루 7~8시간 이상 푹 자기

✓ **4가지 인생 요소**
(MEPP)

Mind
마인드
: 마음 돌보기

Environment
환경
: 환경 요소(주거, 업무, 스케줄) 정돈하고
최적화하기

People
사람
: 불필요한 인간 관계는 정돈하고
  좋은 사람들과 관계 맺고 지내기

Play
놀이
: 몰입할 수 있는 활동을 하며
  재밌게 놀기

'스타일스맵 다이어트'는 <다이어트 사이언스 2022>를 통해 최초 공개했던 '스타일스 다이어트'에 4가지 인생 요소를 추가한 버전입니다.

최겸의 다이어트

대사 개선 과정

1. 현재 상황 파악하기 : 몸, 마음, 생활 습관, 생활 스케줄, 생활 환경, 대인관계 상태 파악하기

2. 문제 원인 파악하기 : 자신의 대사를 망치고 있었던 자극과 행위 파악하기

3. 삶 정돈하기

   1. 삶 돌(아)보기
   2. 마음 돌(아)보기
   3. 대인 관계 정리
   4. 현재 스케쥴 분석
   - PART1 : 수면 (8h)
   - PART2 : 생계 (12h)
   - PART3 : 자기 계발 (식단/운동/명상 포함, 4h)

4. 새로운 생활 스케쥴 수립하기 : 업무/가사/식단/수면/운동 스케쥴을 먼저 정한 뒤 나머지 일정 배치하기

5. 습관 변화 시작하기 : 수면, 식단, 운동, 기타 자극 바꿔나가기

6. 충분한 시간 동안 지속하기 : 최소 3~12개월 이상 꾸준히 지속하며 몸과 마음의 건강 조금씩 회복하기

7. 습관 안정화하고 최적화하기 : 지속 가능한 습관을 만들어 나가며 몸과 삶 최적화해 나가기

SCIENCE OF HABIT

Science

05
습관의 과학

1. 영양
: 영양의 본질

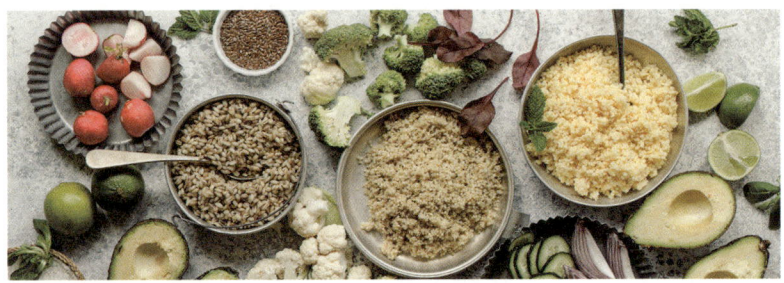

1. 재료

: 음식은 생명 활동의 '재료'입니다. 우리는 음식을 통해 생명 활동에 필요한 재료를 얻습니다.

- 에너지의 재료 : 포도당, 지방산, 케톤체
- 체성분의 재료 : 단백질, 지질(지방, 콜레스테롤), 칼슘, 인 등
- 대사 반응의 보조 재료 : 비타민, 무기질

2. 신호

: 음식의 또 다른 본질은 '신호'입니다. 음식물이 몸 안에 들어오면 다양한 신호 체계가 작동하며 다양한 대사 반응이 역동적으로 일어납니다. 그렇기에 음식을 먹는 것은 대사 시스템에 프로젝트를 부여하는 것이라고 볼 수 있습니다.

3. 변수

a. 양(얼마나 먹는가)
b. 종류(어떤 음식을 먹는가)
c. 타이밍(언제 먹는가)

4. 건강 문제와의 관계

: 나쁜 식단은 독이고, 좋은 식단은 약입니다. 많은 현대인이 가진 건강 문제의 원인은 잘못된 식단에 있습니다. 그래서 식단만 고쳐도 해결되는 건강 문제가 매우 많습니다.

5. 개별성

: 모든 사람의 식단은 각자에게 맞게 달라야 합니다. 각자의 몸 상태, 식단을 하는 목적, 생활 맥락은 다르기 때문입니다. 아래에 몇 가지 예시를 들어보겠습니다.

- 우선순위가 질병 예방인 사람과 좋은 컨디션 유지인 사람의 식단은 다르다. 목적
- 근성장을 원하는 사람과 체중 감량이 필요한 사람의 단식 방식은 다르다. 목적
- 동일한 체성분을 가졌다고 해도 20대 여성과 60대 여성의 다이어트는 달라야 한다. 몸 상태
- 살이 빠지고 건강해질수록 탄수화물 섭취량 증량이 가능하다. 몸 상태
- 생리 직전 1주일은 과도하게 탄수화물을 제한하거나 단식하는 것을 주의해야 한다. 몸 상태
- 지방 대사가 잘 안되는 사람은 갑자기 지방 섭취량을 늘리면 안된다. 몸 상태
- 공복 시간이 조금만 길어져도 힘든 사람은 짧은 공복 시간을 갖는 것부터 연습해야 한다. 몸 상태
- 살이 많거나 지방간이 있으면 과일을 제한해야 하지만, 날씬하고 건강하면 어느 정도 먹어도 괜찮다. 몸 상태
- 어린 자녀와 함께 저녁 식사를 하는 게 중요하다고 생각한다면 저녁 식사를 선택할 수 있다. 생활 맥락
- 저녁 식사 대신 아침 식사를 가족이 함께하는 것을 합의한 가정은 저녁을 거를 수도 있다. 생활 맥락
- 육체 활동이 많은 노동을 하는 사람은 하루 3~4끼를 먹는 게 괜찮을 수 있다. 생활 맥락
- 경제적 여유가 없으면 완벽한 식단은 어려울 수 있다. 이때 어느 정도의 타협이나 전략이 필요할 수 있다. 생활 맥락

1. 영양

：음식의 종류

1. 나쁜 음식은 단기간이 아니라 장기간 반복 섭취되는 과정에서 대사를 망가뜨립니다.

2. 몸에 좋은 것을 먹는 것보다 나쁜 것을 먹지 않는 것이 낫습니다. 식단 관리는 대사를 망치는 나쁜 음식을 제한하는 데서 시작합니다.

3. 살이 쪘거나 건강이 안 좋으면 설탕/밀가루/나쁜 기름/튀김/술/(+과일, 커피)부터 끊어야 합니다.

4. 특정 음식을 섭취한 뒤 나타나는 몸과 마음의 반응을 주목해야 합니다.

- ✓ 주의 깊게 볼 반응 : 컨디션, 활력, 의욕, 감정, 뇌 기능, 식욕, 소화 반응, 복부 가스, 통증, 피부 증상, 염증 증상, 배변, 신체 퍼포먼스

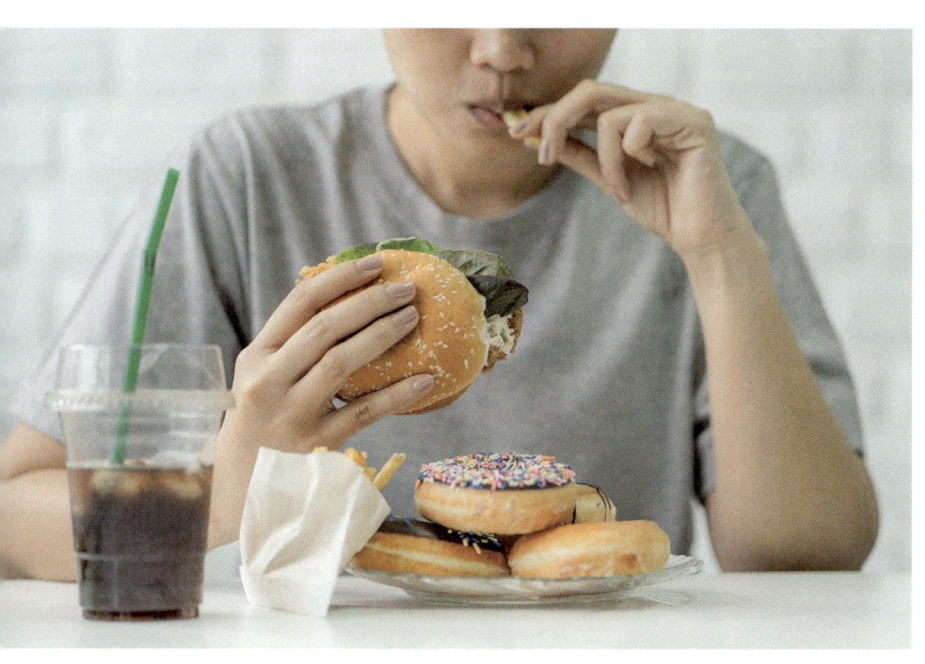

5. 몸에 나쁜 음식을 넣어주면 감정, 생각, 지적 퍼포먼스, 육체적 퍼포먼스도 나빠집니다.

6. 영양제나 보충제는 어디까지나 '보충'하는 물질입니다. 진짜 음식을 제대로 먹는 게 기본입니다.

7. 세상에 완벽한 음식은 없습니다. 모든 음식은 각자 장점과 단점, 효용과 비용이 있습니다.

> 인간에게 완벽하게 맞는 음식은 없다고 생각합니다. 모든 음식은 각자 장점과 단점이 있고 리스크와 주의할 점이 있습니다. 세상의 모든 식품은 인간에게 섭취되기 위해서 만들어지지 않았습니다. 그냥 인간이 우세종이 되어 먹이사슬의 상위에 있게 되었고, 다양한 식품군을 섭취하여 생명 활동에 필요한 자원을 확보하는 것입니다.

8. 설탕은 중독을 유발하는 물질입니다. 저는 설탕이 정도의 차이만 있지 코카인과 크게 다르지 않다고 봅니다. 인간을 포함한 많은 동물은 설탕에 반복 노출되었을 때 쉽게 중독되며 적절한 섭취를 조절하는 것을 어려워 합니다.

9. 보상이 큰 음식을 끊는 게 어려운 건 뇌에 중독 회로가 만들어졌기 때문입니다. 이는 담배에 중독된 것과 크게 다르지 않습니다. 애초에 손을 대지 않았다면 좋겠지만, 이미 중독됐다면 해당 물질로부터 자유로워지기까지 충분한 노력과 시간이 필요합니다.

10. 수십 년 만들어온 식습관과 대사 체계를 하루 아침에 바꿀 수 없습니다.

1. 영양

: 공복/섭취 타이밍

1. 자연에 있는 대부분의 동물과 인류의 조상은 365일 매일 음식을 먹지 못했습니다. 어떤 날이나 시기에는 음식을 아예 먹지 못했고, 특정 계절에는 굶는 날들이 많았습니다. 지금처럼 많은 사람들이 매일 음식을 먹는 것과 하루에 3끼를 먹게 된 것은 최근 100년 안에 일어난 일입니다.

2. 질병 위험을 낮추고 건강한 몸과 마음을 유지하기 위해선 '잘 먹는 것'도 중요하지만, '적절하게 공복 시간을 갖는 것'도 중요합니다.

3. 기본적으로 인간의 몸은 해가 떠있을 때 잘 먹고, 해가 졌을 때 음식을 먹지 않아야 건강하게 기능합니다.

 아침 ~ 낮 : 활발하게 활동하며 가지고 있던 에너지를 쓰고, 새로운 영양소를 구해서 섭취하고, 학습하고, 훈련하는 시간

 저녁 ~ 새벽 : 회복하고, 정돈하고, 합성하고, 성장하는 시간

4. 오토파지에 대해
   - 몸은 24~30시간 이상의 공복 중 세포 내의 노폐물과 고장난 요소를 분해합니다. 이 작용을 오토파지(autophagy)라고 부릅니다.

오토파지란?
세포 내 문제가 되는 물질을 분해해서 재활용할 수 있게 만드는 작용

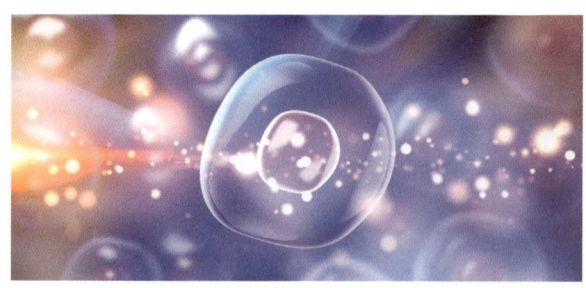

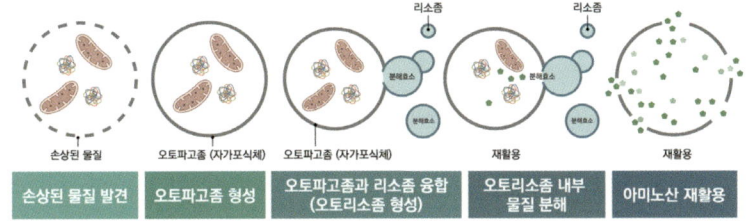

오토파지 프로세스

오토파지 활성화 조건	약 24시간 이상의 공복(물, 소금, 커피, 허브차 이외에 칼로리가 있는 음식물을 섭취하지 않는 것)
분해 대상	- 노화 단백질이나 세포 소기관 - 잘못 만들어진 단백질 - 단백질 응집체(단백질 쓰레기) - 병원체
효능	1. 단백질 응집체 제거 : 단백질 쓰레기 청소 2. 고장 난 세포 소기관 제거 : 세포 몰락 방지 3. 노화 방지 : 청소/수리/철거/리모델링의 효과 4. 병원체 제거 : 세포 내 바이러스나 세균 제거 5. 면역 세포 생성 기여 : 베타세포(항체 생성), T세포(나쁜 물질 암살) 6. 줄기세포 퀄리티 유지 : 재생/회복 촉진, 노화 방지 7. 단식 중 아미노산(단백질) 공급
오토파지를 하지 않으면?	1. 세포 내 노폐물 방치 2. 세포 몰락 3. 미토콘드리아 이상 4. 퇴행성 신경 질환 : 알츠하이머, 파킨슨, 헌팅턴, 근 위축증 등 5. 암(비정상 세포의 과잉 증식) 6. 비만/당뇨/심혈관 질환/당뇨 리스크 증가
결론	- 오토파지는 24시간 이상의 공복 중 활성화되는 "세포 대청소" 작용입니다. - 365일 매일 여러 끼의 음식을 먹는 것은 대청소(오토파지) 하지 않은 집(세포)에서 수십 년간 사는 것과 같습니다. 그 결과는 빠른 노화와 높은 질병 리스크입니다. - 각자의 몸과 생활 맥락에 맞게 가끔씩 단식(24시간 이상)을 하는 것은 오래오래 건강하게 사는 데 중요합니다.

5. 간헐적 단식(Intermittent Fasting)은 크게 2가지로 분류할 수 있습니다.

시간 제한 섭취(Time Restricted Eating)
하루 24시간 중 적절한 공복 시간을 갖는 것을 의미합니다.
하루 중 일정한 타이밍에 공복을 유지하는 방식으로 실행됩니다.

장기 단식(Long-term Fasting)
24시간 이상의 긴 공복을 만드는 것입니다.

> 위의 두 가지는 효과가 다르기 때문에 "간헐적 단식을 하고 있다."고 할 때 무엇을 어떻게 하고 있는지 명확히 해야 합니다. 개인적으론 24시간 미만의 공복은 단식이라고 부르진 않습니다.

6. 시간 제한 섭취(24시간 이내의 공복)를 할 때 공복 시간을 늘리는 것보다 취침 전에 6~8시간의 공복을 확보하는 게 더 중요하다고 생각합니다. 취침 전 충분한 공복은 그 자체로 대사 시스템의 휴식과 회복을 돕고, 수면(몸이 고치고 회복하는 시간)의 질을 높이기 때문입니다. 아무리 공복 시간을 길게 가져가도 생체리듬에 맞지 않게 먹으면 충분한 효과를 보지 못할 수 있습니다.

7. 체지방이 많은 사람은 "하루 1~2끼를 배부르게 잘 먹고, 월 1~2회 24~48시간 단식하는 것"이 대사 개선에 도움이 됩니다. 공복 시간이 18시간을 넘어가면 몸은 체지방을 분해해서 태울 수밖에 없습니다. 이런 공복을 반복하는 과정에서 지방 대사가 활성화됩니다. 그러면 충분한 공복 시간을 가질 때마다 몸이 체지방을 잘 꺼내 먹을 수 있도록 만들 수 있습니다.

8. 단식의 효과는 단식 전후에 잘 먹고, 잘 자고, 잘 쉴 때 나타납니다. 단식을 하지만 좋은 음식을 잘 먹지 않거나, 잘 못 자거나, 충분히 쉬지 않아서 효과를 제대로 못 보는 케이스가 많습니다.

9. 무조건 적게 먹거나 단식을 많이 하는 게 좋은 것은 아닙니다. 좋은 음식을 통해 적절한 성장과 합성에 필요한 재료를 충분히 얻는 것도 중요합니다. 그래서 각자가 식단을 하며 나타나는 몸의 반응과 변화를 유의 깊게 보며 적절한 섭취와 공복 사이의 균형을 찾아야 합니다.

10. 단식은 몸에 스트레스를 주는 행동입니다. 그 스트레스가 몸을 더 강하고 건강하게 만드는 것입니다. 만약 단식을 너무 과하게 하거나, 자신의 맥락에 맞게 하지 않거나, 적절한 방식으로 실행하지 않으면 오히려 문제가 될 수 있습니다.

11. 장기 단식이 몸에 미치는 영향은 운동과 비슷한 점이 많습니다.

> 단식이라는 스트레스를 주고 회복하면서 몸을 더 강하게 만든다 =
> 운동이라는 스트레스를 주고 회복하면서 몸을 더 강하게 만든다
>
> 단식 시간을 늘리는 것 = 운동 부하를 올리는 것
>
> 지난 수십 년 동안 공복을 적절하게 갖지 않고 살아왔다 =
> 평생 운동을 하지 않고 살아왔다.
>
> 긴 단식을 갑자기 시작한다 = 갑자기 무거운 중량을 든다
>
> 현재 몸 상태를 파악하지 않고 단식을 한다 =
> 현재 몸 상태를 모르는 상태에서 운동을 한다
>
> 처음부터 단식을 어렵게 시작하기보다는 몸이 감당할 수 있는 만큼 수행하면서
> 점진적으로 부하를 늘려나가야 한다. (점진적 과부하)
>
> 단식을 하는데 잠을 제대로 자지 않는다 =
> 운동을 하는데 잠을 제대로 자지 않는다
>
> 단식을 하는데 좋은 음식을 제대로 먹지 않는다 =
> 운동을 하는데 좋은 음식을 제대로 먹지 않는다

12. 단식 중 소금물을 충분히 마셔주면 전해질 균형을 유지하는 데 도움이 됩니다. 가끔씩 소금 1~2티스푼을 따뜻한 물에 타서 만든 소금차를 마시거

나, 물 1~2L에 소금 3~4 티스푼을 타서 하루 동안 조금씩 나눠 마시면 컨디션을 유지하며 수월하게 단식을 할 수 있습니다. 단식 중 불편한 증상이 있거나, 기력이 떨어진다면 소금물을 마시고 변화가 있는지 보시는 것을 권장합니다.

13. 긴 단식 전후에 식사할 때 음식에 소금간을 충분히 하는 게 좋습니다.

14. (건강하게 몸을 만드는 게 목적이라면) 운동 직후에 꼭 안 먹어도 됩니다. 몸을 만들고자 운동하시는 분들은 다음의 3가지에 집중하세요.

✓ 해가 떠 있을 때 잘 먹자.
✓ 일일 단백질 섭취량 총량(체중 숫자 x 1~2g)을 챙기자.
✓ 운동 전 48시간과 운동 후 48시간 동안 잘 먹자.

15. 공복 시간을 크게 줄이지 않아도 되거나 3끼를 먹어도 되는 케이스

- 성장기 어린이
- 임신 준비 중 / 임신 중 / 모유 수유 중인 여성
- 신체 활동량이 많은 사람
- 육체노동을 하는 사람
- 한 끼에 많이 먹기 힘든 사람
- 식이 장애가 있는 사람
- 다이어트 강박이 있는 사람
- 공복 시간을 늘리니까 강박 또는 집착이 생기는 사람
- 1형 당뇨 환자
- 공복 시간을 조금만 늘려도 힘든 사람 : 짧은 공복 시간부터 먼저 3개월 이상 익숙해지고 나서 판단하세요.
- 음식 퀄리티 관리가 안 되는 사람 : 좋은 음식을 잘 먹는 게 먼저입니다.
- 수면 습관이 엉망인 사람 : 잠을 고치는 게 먼저입니다.
- 저녁을 안 먹으면 잠드는 게 너무 힘든 사람 : 낮에 좋은 음식을 잘 먹는 것과 취침 전 공복 시간을 조금씩 늘리는 것부터 해보세요.

젊거나, 신체 활동량이 많거나, 건강할수록(인슐린 민감도가 높을수록) 끼니 수를 늘려도 됩니다.

1. 영양
: 열량

1. 에너지 : 일을 할 수 있는 능력
2. 열량(칼로리) : 열 에너지의 양
3. 1cal = 1기압에서 14.5°C의 물 1g을 15.5°C까지 올리는 데 필요한 에너지
4. 1kcal(킬로칼로리) = 1,000cal
5. g당 대략적 칼로리(앳워터 계수)
   - 단백질 & 탄수화물 : 4kcal/g
   - 지방 : 9kcal/g
   - 알코올 : 7kcal/g
6. **대사** : 몸에서 일어나는 다양한 화학 반응
7. **대사량** : 대사 과정에 쓰이는 에너지의 양
8. **총 대사량** = 휴식대사량 + 활동대사량 + 소화대사량
   - 휴식 대사량 : 기초 생명 활동에 드는 에너지
   - 활동 대사량 : 움직이는 데 드는 에너지
   - 소화 대사량 : 소화와 영양 흡수에 드는 에너지

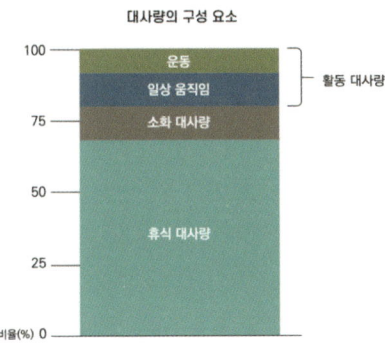

9. 몸은 대사 맥락과 에너지 수급 상황에 맞게 소모 칼로리를 조정합니다. 건강한 몸은 적게 먹으면 에너지를 적게 쓰고, 많이 먹으면 에너지를 많이 씁니다.

10. 젊거나, 신체 활동량이 많거나, 대사가 건강할수록 섭취 칼로리를 늘려도 됩니다.

1. 영양
: 탄수화물

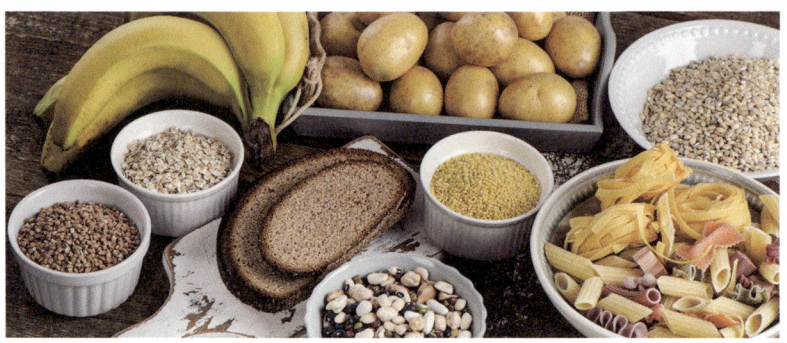

1. 탄수화물은 에너지원으로서의 기능이 주요합니다.

2. 현대인의 대사 문제 중 많은 것이 잘못된 탄수화물 섭취(종류, 양, 빈도)에 기인합니다.

   a. 종류 : 몸에 문제가 되는 탄수화물(설탕 또는 정제 탄수화물) 섭취
   b. 양 : 너무 많은 탄수화물 섭취
   c. 빈도 : 너무 잦은 탄수화물 섭취

3. 젊거나, 신체 활동량이 많거나, 건강할수록(인슐린 민감도가 높을수록) 탄수화물을 더 먹어도 됩니다.

4. 건강한 인간은 탄수화물을 아예 먹지 않아도 살아갈 수 있습니다. 단백질과 지질을 충분히 섭취한다면 몸은 필요한 탄수화물을 체내에서 합성하여 공급할 수 있기 때문입니다. 탄수화물을 꾸준히 먹지 않을 때 몸이 힘들다면 몸이 건강하지 않거나 대사 유연성이 떨어지는 겁니다.

5. 무조건 탄수화물을 안 먹거나 적게 먹는 게 나은 것은 아닙니다. 각자의 몸과 생활 맥락에 따라 적절한 탄수화물 섭취 방식이 존재합니다.

6. 탄수화물은 그 자체로 나쁘지 않습니다. 탄수화물과 지방 모두 소중한 에너지의 원천입니다.

1. 영양
: 지질

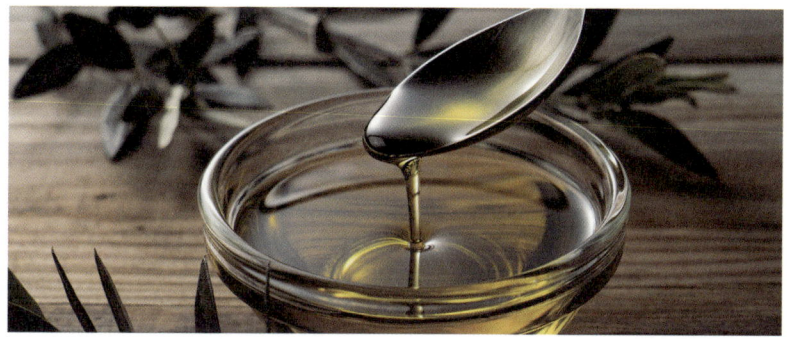

소개

- 정의 : 물에 녹지 않는 기름 성분의 생체 분자
- 종류 : 중성지방, 지방산, 콜레스테롤, 인지질 등
- 기능 : 에너지원, 체내 다양한 물질의 재료
- 함유 식품 : 유지류(식용유, 버터 등), 육류, 생선, 달걀, 견과류, 씨앗류 등

- 콜레스테롤 : 콜레스테롤은 체내 다양한 성분의 재료가 되는 지질 성분으로 세포막, 호르몬, 담즙산, 비타민D 등의 재료로 쓰입니다. 콜레스테롤은 과거의 오해와 달리 매우 중요한 물질입니다. 몸은 하루에 800~1,200mg의 콜레스테롤을 합성하며, 이렇게 합성되는 양이 체내 콜레스테롤 총 공급량의 70~80% 정도를 차지합니다.

- 중성지방 : 지방산 분자 3개가 글리세롤 분자 1개에 결합한 안정적인 에너지 분자입니다. 음식의 지방이나 체지방에 있는 지방산은 대부분 중성지방의 형태로 포장되어 있습니다.

- 지질은 몸에서 굉장히 중요한 물질입니다. 진짜 문제가 되는 것은 인체에 맞지 않는 기름입니다.

대표적인 문제 기름

콩이나 씨앗에서 '억지로' 화학적 공정을 통해 추출한 기름
대두유, 옥수수유, 카놀라유, 포도씨유, 해바라기씨유, 면화씨유, 홍화씨유 등

식물성 경화유
쇼트닝, 마가린, ~경화유, ~에스테르화유(MCT 오일은 제외)

튀긴 음식

산패된 기름
오래된 기름, 잘못된 환경에 보관한 기름, 산소에 장기간 노출된 기름, 가열 후 시간이 많이 지난 기름

나쁜 기름이 들어 있는 음식

모든 튀긴 음식 :
도넛, 치킨, 탕수육, 닭강정
라면, 돈가스, 핫도그, 유탕식품

대부분의 중국집 메뉴 :
자장면, 짬뽕, 볶음밥, 탕수육,
꿔바로우, 마라탕, 마라샹궈

편의점 과자, 김밥, 떡볶이, 샌드위치, 토스트, 타코, 브리또, 통조림 참치,
피자 (소스와 일부 토핑), 햄버거 세트 (패티, 소스, 감자튀김), 미역국,
다이어트 볶음밥, 빵, 다이어트 아이스크림

볶음 요리 : 순대볶음, 낙지볶음,
찜닭, 닭볶음탕, 제육볶음, 불고기

시중 대분의 소스 :
(마요네즈 기반의) 샐러드 드레싱

기름에 볶거나 굽는 한식 반찬 :
가지볶음, 어묵볶음, 멸치볶음, 달걀말이, 잡채, 동그랑땡, 떡갈비,
진미채볶음, 미역줄기볶음

나쁜 기름이 문제를 유발하는 원리

오메가6 과잉 → 염증/활성 산소 생성 유발 → 체성분 손상 → 노화 촉진 & 질병 리스크 증가

오메가6 과잉 → 오메가3 흡수 방해 → 심혈관 리스크 증가 & 질병 리스크 증가

오메가3는 염증 개선, 심혈관계 전반 및 혈행 개선의 효과가 있으며
뇌를 포함한 전신의 다양한 조직의 재료로 쓰입니다.
이를 이해하면 오메가3의 흡수를 방해하는 것이 심혈관 건강을 저해하고
전신의 대사에 문제를 유발할 수 있음을 알 수 있습니다.

세포막 손상 → 물질 교환 이상, 세포 고장

미토콘드리아 손상 → 에너지 공급 체계 이상, 활성 산소 과잉 유발

핵 & 미토콘드리아 DNA 변이 → 세포 기능 이상, 암 위험 증가

장 문제 유발(장내 미생물 환경 악화, 장 염증, 장벽 건강 저하)

나쁜 기름을 먹으면 리스크가 증가하는 질환

1. 심혈관 질환 : 혈관 산화, 손상, 경색, 경화

2. 염증성 질환 : 염으로 끝나는 모든 질환

3. 면역 문제 : 면역 시스템 교란, 면역력 저하

4. 암

5. 당뇨

6. 장 질환

7. 습진, 천식

8. 신경 퇴행성 질환

9. 정신과 질환

사실 거의 모든 질환입니다.

건강한 지방 섭취 가이드

1. 나쁜 기름 끊기

* **피할 기름** : 일반 식용유, 쇼트닝, 마가린, 에스테르화유, 경화유
* **가공식품을 구매할 때** : 제품 뒷면 또는 상세페이지의 원재료 목록 확인하기
* **외식할 때** : 기름에 볶거나 구웠거나 튀겼다면 주의하기,
걸쭉한 마요네즈 기반의 소스가 들었다면 주의하기,
일반적인 샌드위치나 햄버거에 사용되는 빵(밀가루, 소금, 물, 효모만을 사용한 전통 빵은 예외)에 나쁜 기름이 들었을 가능성이 높으니 성분 확인하기

2. 최대한 직접 요리하기

3. 튀긴 음식 피하기

4. 건강한 지방 공급원 선택

엑스트라버진 올리브유/코코넛 오일/아보카도 오일, 건강하게 자란 동물의 지방, 생선, 달걀 노른자, 볶지 않고 냉압착한 생들기름, 목초우에게서 얻은 천연 버터, 기버터, 건강하게 자란 돼지의 기름(라드, Lard), 건강하게 자란 소의 기름(우지, Tallow), 오메가3 영양제, 크릴오일(갑각류 알러지 주의), 대구간유, 자신의 몸에 문제가 되지 않는 견과류

5. 기름으로 요리할 때 지나치게 고온으로 가열하지 않기
(가볍게 볶는 정도 ok)

지나치게 고온(기름에서 연기가 나거나 음식이 튀겨지는 온도)에 가열하거나 지나치게 오래 가열하지 않도록 주의해주세요. 일상에서 가볍게 볶는 정도는 괜찮습니다. 장기적으로 봤을 때 기본 조리 방식으로 '찌거나 삶는 것'을 추천 드립니다.

> **참고** 올리브유의 발연점 : 180~200°C
> 치킨을 튀기는 온도 : 170~180°C

6. 오메가6 : 오메가3 섭취 비율을 4:1 까지 낮추기

7. 얼마나 먹어야 하는가?

여기에 대해선 명확한 답을 내리는 것이 어렵습니다. 지방의 적정 섭취량은 개인의 몸에 필요한 에너지의 양, 탄수화물 섭취 방식, 체지방 대사 능력, 실제 대사량 등에 따라 달라지기 때문입니다.

1. 영양
: 전통 영양학의 대표 오류

1. 현대 영양학의 대표적인 오류 명제는 대부분의 사람들이 365일, 고탄수화물 식단으로, 하루 3회 이상 먹어야 한다는 주장입니다.

2. 권위 있는 단체에서는 탄수화물을 전체 열량의 65~70% 만큼 먹는 게 건강하다고 주장해왔습니다. 하지만 이는 과학적으로 입증되지 못했습니다. (권위 있는 단체나 유명한 사람이 어떤 주장을 했다고 해서 그게 맞는 말인 것은 아닙니다.) 탄수화물과 지방 모두 인간이 선택 가능한 에너지 공급원입니다. 그러므로 다량의 지방을 통해 에너지를 얻는 것도 식단 전략이 될 수 있습니다.

3. 신체 활동이 많지 않은 현대인의 생활 맥락에서 이렇게 많은 탄수화물을 섭취하는 것은 오히려 문제가 될 수 있습니다.

4. 모든 사람이 매일 3회 이상 음식을 섭취하는 게 건강하다는 주장도 과학적으로 입증되지 못했으며, 현대인에겐 오히려 문제가 될 수 있습니다. 모든 인간이 매일 자주 먹어야 한다는 주장 역시 억지스럽고 편협합니다.

5. 콜레스테롤이나 (포화) 지방 섭취가 나쁘다는 주장은 아직도 입증되지 못했습니다. 어떤 음식이 '나쁜 콜레스테롤' 수치를 올려서 심혈관에 나쁘다는 주장엔 다양한 오류가 있습니다.

추천 자료 : 도서 <지방의 역설>, 강의 영상 <늦기 전에 부모님께 보여드리세요 | 고지혈증, 고혈압, 동맥경화>, 유튜브 채널 닥터쓰리의 <LDL 시리즈>

> 흥미롭게도 콜레스테롤과 포화지방을 비난하던 분위기에 조금씩 변화가 생기고 있는 것이 보입니다. 최근 몇 년 사이 다양한 전문가와 단체들이 지질에 대한 입장을 긍정적으로 바꾸고 있습니다.

그동안 영양학계는 고칼로리 음식, 특히 고지방 음식이 비만의 주범이라고 강조했습니다. 그런데 살찌는 음식들을 보면 순수한 고지방 음식이 아니라 탄수화물과 지방이 모두 많이 든 음식입니다. 고탄수화물과 고지방이 조합된 식품이 동물을 쉽게 살찌게 만드는 이유는 다량의 탄수화물 섭취가 고인슐린혈증을 유발해 지방(음식의 지방과 체지방) 분해를 억제하기 때문입니다. 그렇게 되면 말 그대로 "먹는 대로 살찌는" 조건이 만들어 집니다.

빵 = 밀가루(탄수화물) + 버터(지방) + 우유(탄수화물 단백질 지방) + 생크림 (지방) + 설탕(탄수화물) + 달걀(단백질)

햄버거 세트 = 빵(탄수화물과 지방) + 패티(단백질과 지방) + 채소(탄수화물) + 소스(탄수화물과 지방) + 감자튀김(탄수화물 + 지방) + 콜라(탄수화물)

샌드위치 = 빵(탄수화물과 지방) + 건더기(주로 단백질과 지방) + 햄버거보다 조금 더 많은 채소(탄수화물) + 소스(탄수화물과 지방)

도넛 = 빵을 기름(지방)에 튀기고 설탕(탄수화물)도 더 얹음

피자 = 도우(탄수화물과 지방) + 소스(탄수화물과 지방) + 치즈(지방과 단백질) + 육류(단백질과 지방) + 구황작물토핑(탄수화물) + 디핑소스(탄수화물과 지방)

치킨 = 닭고기(단백질과 지방) + 튀김용 전분(탄수화물) + 소스/양념(탄수화물과 지방) + 탄산음료(탄수화물)

라면 = 기름에 튀긴 면(탄수화물과 지방) + 나트륨과 조미료가 섞인 국물

육류 식사 = 고기(지방과 단백질) + 밥(탄수화물) + 소스(탄수화물) + 탄산음료(탄수화물) + 된장찌개/볶음밥/냉면(탄수화물)

볶음밥 = 밥(탄수화물) + 채소(탄수화물) + 고기(단백질과 지방) + 다량의 기름(지방)

토스트 = 빵(탄수화물과 지방) + 소스(탄수화물과 지방) + 잼(탄수화물)

아이스크림 = 설탕(탄수화물) + 유제품(지방과 단백질)

1. 영양
: 체지방 분해

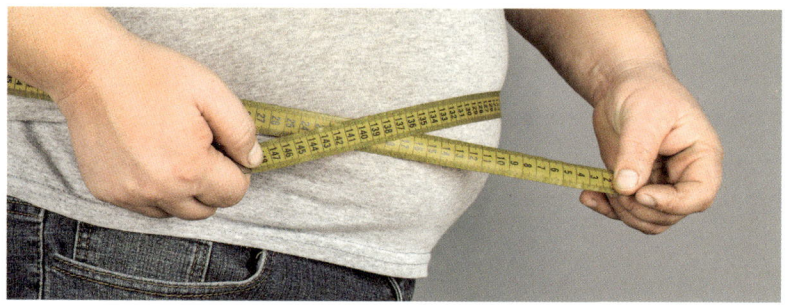

1. 살이 빠진다는 것은 몸에 저장된 중성지방이 분해되어 나온 지방산이 에너지를 만드는 데 쓰이고 호흡(CO_2)이나 수분(H_2O)으로 배출되는 것을 의미합니다.

2. 혈중 인슐린 농도가 충분히 낮아야 세포 내에서 지방 분해에 관여하는 효소(ATGL, HSL, MGL)가 활성화됩니다.

3. 다량의 탄수화물을 여러 끼니에 섭취하는 칼로리 적자 다이어트의 핵심 문제는 체지방 분해를 제대로 활성화하지 못한다는 것입니다. 음식을 적게 먹으면서 체지방도 제대로 못 먹으면 몸이 사용 가능한 예산이 모자라집니다. 그러면 대사량이 떨어지거나 신체 기능에 문제가 생길 가능성이 있습니다.

4. 반대로 지방 분해를 활성화하는 식단을 꾸준히 하면 음식의 지방뿐만 아니라 몸에 있는 지방도 잘 쓸 수 있게 됩니다. 그렇기에 다이어트에 효과를 보이는 식단들에서 '탄수화물 섭취 방식을 조절하는 것'이 공통적으로 보이는 것입니다.

5. 칼로리 & 탄단지 비율 계산이 의미가 크지 않은 이유

: 몸은 음식의 에너지와 몸에 저장된 에너지 중 일부를 활용해서 에너지를 공급받습니다. 그런데 각자의 몸, 식단, 그리고 생활의 맥락은 너무 달라서 몸이 체지방을 얼마나 먹을지 알 수 없습니다. 그리고 대사 적응 반응(몸이 대사량을 어떻게 조절할지)을 예측하는 것도 어렵습니다. 그래서 현실에서 칼로리와 탄단지 비율 계산이 틀리는 경우가 많습니다.

1. 영양
: 여성의 다이어트

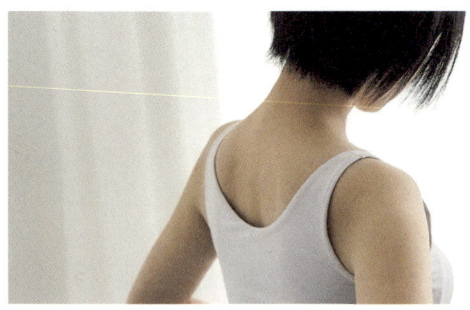
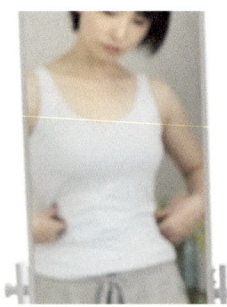

1. 가임기 여성의 몸은 생명을 잉태할 수 있는 시스템을 가지고 있습니다. 생명을 잉태하고 기르는 일은 충분한 에너지와 재료를 필요로 합니다. 다이어트는 기본적으로 몸에 있는 에너지의 양을 줄이는 행위이기에 가임기 여성의 다이어트는 주의가 필요합니다. 가임기 여성은 생리 주기를 고려하며 몸에 무리가 되지 않도록 다이어트를 실행해야 합니다.

2. 여성의 다이어트 과정에서는 건강한 식재료를 통해 충분한 영양소와 열량을 섭취하는 게 특히 중요합니다.

3. 가임기 여성은 '배란 전 5일'과 '생리 시작일 7~10일 전부터 생리 시작일까지'는 몸에 큰 스트레스나 부담을 주지 않는 게 좋습니다. 이 시기는 여성의 생리주기에서 가장 중요한 현상 중 하나인 배란과 관련된 시기이기 때문입니다. 다양한 호르몬의 분비가 높은 이 주기에는 '장기 단식'이나 '초저탄수화물 식단'을 하지 않는 게 좋습니다.

4. 여성은 약 40세 전후부터 호르몬 분비가 감소하며 갱년기에 접어듭니다. 갱년기 여성의 호르몬 분비 감소는 호르몬 불균형을 유발하고, 이는 감정 기복, 열감, 불면증, 성욕 감소, 피로감, 기억력 감소, 두통 등의 증상을 유발할 수 있습니다.

5. 갱년기 여성은 호르몬 균형을 맞추기 위해서 스트레스를 관리하고, 염증과 인슐린 저항성을 유발하는 음식을 제한하는 게 중요합니다.

모든 사람의 식단이 달라야 하는 이유

✓ diet

목적	우선순위가 질병 예방인 사람과 좋은 컨디션 유지인 사람의 식단은 다르다.	
목적	근성장을 원하는 사람과 체중 감량이 필요한 사람의 단식 방식은 다르다.	
몸 상태	동일한 체성분을 가졌다고 해도 20대 여성과 60대 여성의 다이어트는 달라야 한다.	
몸 상태	살이 빠지고 건강해질수록 탄수화물 섭취량 증량이 가능하다.	
몸 상태	생리 직전 1주일은 과도하게 탄수화물을 제한하거나 단식하는 것을 주의해야 한다.	
몸 상태	지방 대사가 잘 안되는 사람은 갑자기 지방 섭취량을 늘리면 안 된다.	
몸 상태	공복 시간이 조금만 길어져도 힘든 사람은 짧은 공복 시간을 갖는 것부터 연습해야 한다.	
몸 상태	살이 많거나 지방간이 있으면 과일을 제한해야 하지만, 살이 빠지고 건강하면 어느 정도 먹어도 괜찮다.	
생활 맥락	어린 자녀와 함께 저녁 식사를 하는 게 중요하다고 생각한다면 저녁 식사를 선택할 수 있다.	
생활 맥락	저녁 식사 대신 아침 식사를 가족이 함께하는 것을 합의한 가정은 저녁을 거를 수도 있다.	
생활 맥락	육체 활동이 많은 노동을 하는 사람은 하루 3~4끼를 먹는 게 괜찮을 수 있다.	
생활 맥락	경제적 여유가 없으면 어느 정도의 타협이나 전략이 필요할 수 있다.	

1. 영양
: 커피

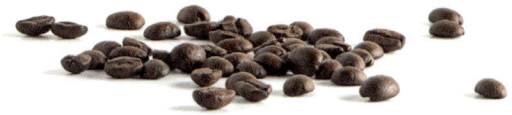

건강하게 다이어트에 성공하려면 매일 깊게 자야 합니다. 그런데 커피를 마시면서 (늦지 않은 시간에 마셔도) 깊게 자는 것은 쉽지 않습니다. 카페인이 뇌 아데노신 수용체에 결합해서 숙면을 방해하기 때문입니다. 많은 분들이 커피를 마셔도 잘 잔다고 말씀하시는 데, 중요한 것은 자는 게 아니라 깊게 자는 겁니다.

카페인의 반감기(체내에서 분해되어 절반이 되는데 걸리는 시간)는 6시간 정도입니다. 정오에 카페인 100mg을 섭취하면 오후 6시에 50mg, 자정에 25mg이 여전히 체내에 남아 있는 것입니다. 이 카페인의 영향이 없을 때 쉽게 잠들 수 있고, 깊게 잠들 수 있습니다.

커피의 또 다른 문제는 칼슘, 마그네슘, 칼륨, 철분 등 미량 영양소의 결핍을 유발하는 것입니다. 카페인은 칼슘과 철분의 흡수를 방해하고, 소변을 통한 마그네슘과 칼륨의 배출을 유발할 수 있습니다. 이런 미량 영양소들에 결핍이 생기면 적절한 대사 활동에 문제가 생길 수 있습니다.

커피 의존도가 높은 분 중 커피 단식 후 첫 1~3주일이 힘든 사람들이 있습니다. 그런데 많은 사람이 그 시기가 지나면 컨디션이 좋아지고 커피 생각이 별로 들지 않는 것을 경험합니다.

저는 사람들에게 한 달 정도만 커피를 끊어보고 그 과정에서 일어나는 변화와 컨디션에 따라서 앞으로의 커피 섭취 방식을 결정하라고 제안합니다. 커피를 한 달 이상 끊었다가 마시면 카페인 민감성이 증가한 것을 느낄 수 있습니다. 그때는 커피를 조금만 마셔도 카페인의 효과가 크게 느껴집니다. 그래서 저는 간혹 커피를 마실 경우 몇 모금만 마시고 더 마시지 않습니다.

2. 수면

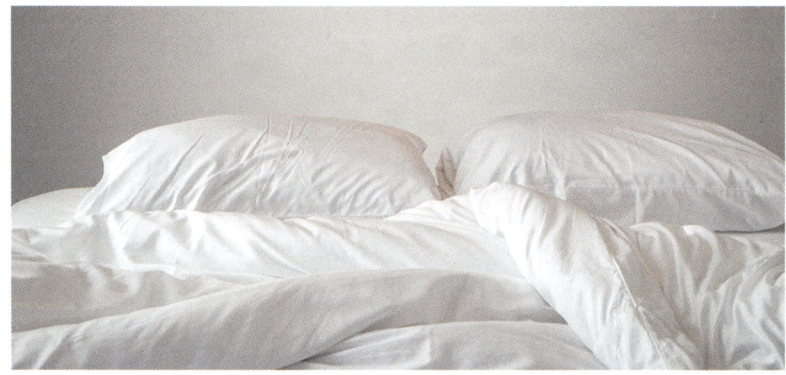

1. 수면은 식단과 함께 건강한 삶에서 가장 중요한 습관입니다. 며칠만 잠을 충분히 안 자도 대사 전반에 문제가 생깁니다. 다음은 잠을 똑바로 자지 않았을 때 발생할 수 있는 증상입니다.

- ✓ 인지기능 장애
- ✓ 무기력 및 우울감
- ✓ 감정 기복 증가
- ✓ 지적/육체적 퍼포먼스 저하
- ✓ 대사량 저하
- ✓ 식욕 이상
- ✓ 면역 기능 저하
- ✓ 호르몬 시스템 교란
- ✓ 대사 질환 위험 증가

2. **숙면의 효과**

a. 전신 세포 재생 : 수면은 뇌, 심장, 혈관을 포함한 여러 세포와 조직의 치유와 수리에 관여합니다.

b. 뇌세포 청소 : 뇌의 글림프 시스템은 '깊은' 수면 중 뇌척수액을 통해 베타 아밀로이드와 같은 대사 노폐물을 청소합니다. 그래서 잠을 충분히 자지 않으면 뇌에 노폐물이 쌓여서 치매와 같은 퇴행성 뇌 질환의 발병 위험이 증가

합니다.

c. 뇌 퍼포먼스 유지 : 수면은 사고력, 판단력, 창의력, 집중력 등의 인지 기능을 유지하는 데 중요합니다. 단기간의 수면 부족으로도 술을 마신 것과 유사한 뇌 기능 저하가 일어날 수 있습니다. 그래서 장기간 잠을 잘 자지 못하면 머리가 나빠지고 뇌 질환의 위험이 증가합니다.

d. 기억 통합 : 깨어 있는 동안 전신을 통해 받아들인 정보는 수면(주로 비램수면) 중 처리되고 신경 시스템에 통합됩니다. 낮에 다양한 방식으로 습득된 단기 기억은 이때 장기 기억으로 넘어가 저장됩니다.

e. 일주기 리듬 최적화 : 일주기리듬은 호르몬 분비, 활동성 조절 등 다양한 대사 반응과 기능을 조절하는 생체리듬입니다. 뇌는 잠을 중심으로 일주기 리듬을 조정하며 다양한 내부 반응들이 적절하게 일어날 수 있도록 합니다.

f. 감정 안정 : 수면은 감정에도 큰 영향을 미칩니다. 대표적으로 감정과 관련하여 중요한 뇌 기관인 편도체는 수면 부족 시 과하게 활성화될 수 있습니다. 그래서 잠을 못 자면 쉽게 화가 나고 감정 기복이 커집니다. 반대로 잠을 잘 자면 감정이 안정화되고 스트레스, 불안, 우울감 등이 감소합니다.

g. 면역 시스템 정비 : 자는 동안 면역 시스템이 최적화됩니다. 대표적으로 바이러스나 암세포 처리에 중요한 T세포가 활성화되고, 감염 및 염증에 대응하는 물질인 사이토카인 분비 능력이 조절됩니다. 그리고 잠을 잘 자지 못하면 불필요한 염증 반응이 증가하여 면역 시스템이 취약해질 수 있습니다.

h. 에너지 대사 능력 조절 : 수면 중 세포 재생, 미토콘드리아 기능 개선, 인슐린 민감도 개선, 지방 대사 활성화, 호르몬 및 신경 시스템 회복 등 다양한 작용들이 에너지 대사 능력을 개선합니다. 그래서 하루만 잠을 못 자도 다음 날 혈당 조절 능력이 떨어집니다.

i. 근육 조직 합성 및 회복 : 자는 동안 손상된 근육 세포가 회복되고 활발하게 성장합니다. 근육 합성과 수리에 중요한 성장 호르몬의 분비도 자는 동안 촉진됩니다.

j. 신체 퍼포먼스 최적화 : 신체 퍼포먼스는 단순히 몸의 근육에서만 일어나

는 게 아닙니다. 신체적 퍼포먼스는 다양한 신경 시스템, 에너지 시스템, 호흡 시스템, 심혈관 시스템 등의 활성 및 협동을 통해 일어나는 것입니다. 그래서 뇌를 포함한 신경계와 전신의 기능이 충분히 최적화되어야 최대한의 신체 퍼포먼스를 낼 수 있습니다. 운동 훈련 중 근육 세포에 일어난 손상이 회복되는 것도, 몸으로 학습한 것들이 신경계의 시냅스 결합을 통해 기억되는 것도 자는 시간에 활발하게 일어납니다.

3. 이상적 수면 습관
　① 양 : 8시간(최소 7시간)
　② 질 : 깨지 않고 깊게 푹 자기
　③ 패턴 : 최대한 규칙적으로 자고 일어나기

4. 수면의 과학 : 다음 강의 영상의 [17:25~22:06]을 참고하길 바랍니다.

5. 수면 습관 개선 방법 : 다음 영상에서 **숙면 꿀팁 15가지를 정리**했습니다.

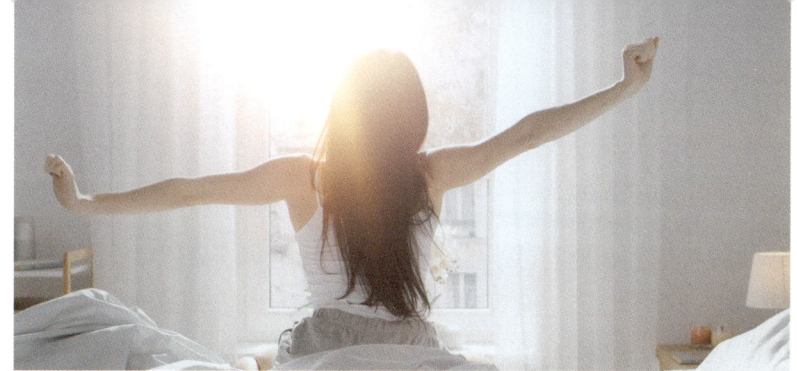

6. 운동하는 사람이 잘 자야 하는 이유

　운동을 하는 분 중 많은 분들이 운동과 식단은 계획을 세우지만 수면 계획은 잘 세우지 않으십니다. 운동을 하는데 시간을 투자하면서 오히려 수면 시간을 줄이거나, 카페인을 자주 섭취하면서 수면의 질을 떨어뜨리는 분들도 많이 보입니다. 운동하는 사람이 특히 잠을 잘 자야 하는 이유는 다음과 같습니다.

a. 근육 조직 합성 및 회복 : 운동 훈련 중 근육 세포에 일어난 손상이 회복되는 것은 주로 자는 동안 일어납니다.

b. 성장 호르몬 : 근육 합성과 수리에 중요한 성장 호르몬의 분비도 자는 동안 촉진됩니다.

c. 신경계 최적화 : 운동은 단순히 근육으로만 하는 게 아닙니다. 신체적 퍼포먼스는 기본적으로 뇌부터 말초 기관까지 연결된 다양한 신경 시스템의 협동을 통해 일어나는 것입니다. 그래서 숙면을 통해 뇌를 포함한 신경계의 기능이 충분히 최적화되어야 최대한의 신체 퍼포먼스를 낼 수 있습니다.

d. 기타 시스템의 퍼포먼스 최적화 : 운동을 수행하고 훈련하는 데에는 근신경계 외에도 다양한 시스템이 관여합니다. 에너지 시스템, 호흡 시스템, 심혈관 시스템 등의 기능이 적절하게 뒷받침해 줘야 운동을 잘할 수 있습니다.

e. 훈련 학습 : 훈련을 통해 몸으로 학습한 것들은 신경계의 시냅스 결합을 통해 기억됩니다. 이렇게 시냅스 결합이 만들어지고 강화되는 것도 자는 시간에 활발하게 일어납니다.

f. 에너지 대사 능력 조절 : 수면 중 세포 재생, 미토콘드리아 기능 개선, 인슐린 민감도 개선, 지방 대사 활성화, 호르몬 및 신경 시스템 회복 등 다양한 작

용들이 에너지 대사 능력을 개선합니다. 그래서 며칠만 잠을 못 자도 혈당 조절 기능이 떨어집니다.

g. 세포 재충전 : 뇌와 전신의 세포들이 다음날 활동에 필요한 대사 물질들을 채웁니다. 기본적으로 근육의 단기적 에너지 저장고인 글리코겐이 회복되는 작용이 활발하게 일어나며, 그 외에 세포 활동에 필요한 대사 물질들이 보충됩니다.

h. 식욕 안정 : 수면은 그렐린(배고픔 호르몬) 및 렙틴(포만감 호르몬)과 같이 식욕을 담당하는 호르몬에 영향을 줄 수 있습니다. 수면이 부족할 경우 이러한 호르몬의 균형이 교란되고, 코르티솔이 지나치게 높아지고, 혈당 조절 능력이 불안해지며 식욕이 불안정해집니다.

i. 일주기 리듬 최적화 : 일주기 리듬에 맞게 일어나서 활발하게 활동하고 밤에는 푹 자고 개운하게 일어나는 것. 이것은 장기적으로 훈련의 양과 강도를 유지하고 지속하는 데 중요합니다. 일주기 리듬은 호르몬 분비, 활동성 조절 등 다양한 대사 반응과 기능을 조절하는 생체리듬입니다. 뇌는 잠을 중심으로 일주기 리듬을 조정하며 다양한 내부 반응들이 적절하게 일어날 수 있도록 합니다.

　운동을 할 때 컨디션이 좋을 때가 있고, 좋지 않을 때가 있을 겁니다. 어떨 때 에너지가 넘쳤는지 한번 돌아보세요. 일주기 리듬을 이해한다면 보통 저녁이나 밤보다는 해가 떠 있는 시간이 격렬한 운동을 하기에 좋습니다. 코르티솔 분비도 높고(멜라토닌은 낮고), 체온도 충분히 높고요.

j. 부상 예방 : 수면 결핍은 잘못된 수행을 유발하고 회복력을 떨어뜨려 부상 위험을 높일 수 있습니다.

k. 코르티솔 과잉 : 충분히 자지 않으면 코르티솔 레벨이 지나치게 증가합니다. 코르티솔 레벨이 지나치게 높으면 근합성에 방해됩니다.

l. 감정 : 기분이 안 좋으면 운동 의욕이 떨어져서 운동을 하러 가는 게 어려워지거나 운동을 하더라도 높은 집중력으로 좋은 수행을 하는 것이 어려워집니다. 잠을 못 잔 다음 날 운동을 하러 갔을 때의 느낌과 잠을 8시간 이상 푹 잔 다음 날 운동할 때의 느낌의 차이를 느껴보세요.

3. 운동

움직이는 것은 우리 존재의 기본 활동입니다. 인간은 동물(움직이는 존재)입니다. 운동(신체활동)은 건강한 삶을 유지하는 데 여러모로 중요한 습관입니다. 운동이 중요한 진짜 이유는 칼로리 소모량을 늘리는 것이 아니라 대사를 건강하게 만드는 것입니다. 운동이 대사 건강에 미치는 긍정적인 효과는 다음과 같습니다.

1. 세포 및 미토콘드리아 건강 유지
2. 세포 신호 체계 정상화
3. 지방 대사 기능 활성
4. 내장 지방 분해
5. 혈당 조절 능력 및 인슐린 민감도 조절
6. 뇌 건강 및 뇌 기능 향상
7. 심혈관 건강 개선
8. 근육량 및 근력 증대
9. 뼈 건강 유지 또는 강화
10. 수면의 질 개선
11. 신진대사 촉진
12. 활력 증가
13. 체력 증진
14. 긍정적 감정
15. 스트레스 및 불안 감소
16. 회복 탄력성 증가
17. 면역 기능 향상
18. 식욕/포만감 안정
19. 기타 바람직한 행동에 대한 동기 증가

죽을 때까지 자유롭게 걷고 움직이기 위해서도 꾸준한 운동이 중요합니다. 건강하게 살기 위해선 운동을 통해 다음의 신체 능력을 관리해야 합니다.

- 가동성, 유연성, 정렬/균형, 안정성
- 스트렝스, 유산소 능력, 지구력, 수행력
- 심폐지구력, 근지구력, 근력, 유연성

"Use it or lose it." 사용하지 않으면 잃는다.

적극적인 운동 외에도 산책은 많이 할수록 좋습니다. 어떤 삶을 살고자 하든 운동을 하는 것은 큰 도움이 될 것입니다. 운동은 몸과 마음, 삶 전반을 건강하게 만들기 때문입니다. 다만, 현재 수면과 식단 습관에 문제가 있는 분들은 먼저 그것들을 고치는 게 먼저일 수 있습니다. 습관이 어느 정도 안정화된 이후에 본격적으로 운동을 시작하셔도 됩니다.

반대로 식단을 바꾸는 게 너무 어려운 분들은 수면과 운동 습관부터 만드는 것도 가능합니다. 잠을 잘 자고 운동을 하면서 몸이 나아지다 보면 식단까지 건강하게 바꾸고 싶어질 때가 옵니다. 각자에게 맞는 때가 있습니다.

운동 과학과 실전 가이드를 다룬 자료를 별도로 제작 중입니다. 이는 2024년 상반기 중 인스타그램(@TheDietReader)과 유튜브 채널을 통해 공개할 예정입니다. (전체 업무의 우선 순위를 조정하느라 공개 일정이 미뤄졌습니다. 겸매스업을 오랫동안 기다려주고 계신 분들에게 늦어지는 것에 대해 한번 더 죄송한 마음을 전합니다.)

MINDSET

Mindset

06
기본 마인드셋

1. 목적을 명확하게 세우고 시작하세요.

상위 목적 후보

✓ 이중에서 원하는 것에 표시해보세요.

- [ ] **1. 질병 예방** Disease Prevention
  질병없이 998834(99세까지 팔팔하게 살다가 3일만 앓다 가는 것)

- [ ] **2. 가동성** Enhanced Mobility
  평생 자유롭게 걷고 움직이는 것

- [ ] **3. 자존감** Self-Esteem
  스스로를 존중할 수 있는 상태

- [ ] **4. 평안함** Inner Peace
  너무 불안하지 않고 안정적이고 평안한 마음

- [ ] **5. 활력** Vitality
  에너지가 넘치고 무언가를 하거나, 경험하거나, 배우는 것을 지향하는 상태

- [ ] **6. 명료한 정신** Mental Clarity
  온전하게 현존하고 행위에 집중할 수 있는 맑은 정신

- [ ] **7. 정신 탄력성** Mental Resilience
  회복탄력성/강인함/인내심/정신력 향상

- [ ] **8. 소화 능력** Digestive Strength
  다양한 음식에서 영양소를 얻을 수 있고 나쁜 음식이 들어와도 잘 처리하는 몸

- [ ] **9. 건강한 식욕** Healthy Appetite
  공복에도 식욕이 안정적이고, 충분히 먹으면 배부른 몸 / 나쁜 음식에 대한 절제력과 통제력

최상위 목적은 무엇인가?
: 세포/장기/신호체계를 건강하게 만들어
질병 없이 자유롭고 평안한 삶을 사는 것

☐ **10. 건강한 몸매 Healthy Physique**
스스로 존중할 수 있고, 자신의 취향과 라이프 스타일에 맞는 몸 만들기

☐ **11. 업무 효율 Work Performance**
효율적으로 일하고 좋은 성과를 낼 수 있는 능력 만들기
(일을 잘하고 돈을 충분히 벌어야 스스로와 소중한 사람들을 지키고 돌볼 수 있다.)

☐ **12. 육체적 퍼포먼스 Physical Performance**
스트렝스, 지구력, 유연성, 속도, 협응력, 파워(힘+속도), 균형감, 민첩성

☐ **13. 관계 Healthy Relationships**
좋은 사람들과 건강하게 교류하며 살기

☐ **14. 슈퍼 면역력 Super Immunity**
쉽게 아프지 않고, 질병에 효과적으로 대응하는 몸

☐ **15. 방탄 바디 Bulletproof Body**
쉽게 다치지 않는 몸

☐ **16. 섹슈얼 헬스 Sexual Health**
성적 웰빙과 퍼포먼스 개선

☐ **17. 우아한 노화 Graceful Aging**
나이가 들면서 몸과 마음 성숙시키기, 우아하고 멋지게 늙기, 노화 속도 낮추기

2. 충분히 공부하고 시작하세요.

대사와 영양은 복잡하고 어려운 주제이며, 각자의 몸 상태와 생활 맥락도 다릅니다. 그렇기 때문에 건강하게 살기 위해선 관련 정보와 자신의 몸에 대해서 스스로 공부해야 합니다.

* 공부를 하지 않고 다이어트를 하는 것은 '돈'과 '시장 경제'에 대한 공부 없이 주식 투자를 하는 것과 똑같습니다. 돈을 모르는데 돈을 어떻게 벌겠습니까. 그건 투자가 아니라 도박입니다.

* 공부를 하지 않고 웨이트 트레이닝을 시작하는 것과 똑같습니다. 운동을 모르는데 어떻게 운동을 하겠습니까. 흉내는 내겠지만 제대로 효과를 못 보거나 다칠 수 있습니다.

3. 자신의 몸 내외부 맥락에 맞게 최적화하세요

각자 몸 안팎의 상황은 매우 다릅니다.

내부 변수

대사 상태

성별, 나이, 세포 건강, 미토콘드리아 건강, 호르몬, 장, 뇌, 근육 상태, 체지방 상태, 간 기능, 췌장 기능, 갑상선 기능, 부신 기능, 염증, 면역력, 인슐린 저항성, 렙틴 저항성, 특정 질병 리스크, 특정 장기 손상 여부, 지방 대사 능력, 대사 유연성, 일주기 리듬 등

마음/심리 관련 요소

식이장애, 바디 이미지, 자존감, 트라우마, 강박, 콤플렉스, 우울, 불안, 편도체 과활성 이슈, 스트레스, '마음 근력' 등

> **외부 변수**

성장 환경, 생활 환경, 생활 스케줄, 대인 관계(부모, 친구, 연인, 동거인, 직장 동료, 자녀), 현실적 과제/고난, 스트레스 상황, 경제적 상황 등

이렇게 대사에 영향을 미치는 변수는 다양하며, 심지어 이 변수들은 시시각각 변합니다. 그렇기에 모든 사람에게 적용될 수 있는 명료하고 일률적인 처방은 없습니다. 개인이 자신의 몸을 돌보며 올바르게 이해하고, 자신의 맥락에 맞게 습관을 최적화해야 합니다.

4. 습관을 바꾸기 전에 건강 검진을 꼭 받으세요.

다이어트의 본질은 대사 건강을 개선하고 최적화하는 것입니다. 그러므로 건강을 관리하는 과정에서 대사 상태가 어떤지 확인하는 것은 기본입니다. 그런데 대사 상태는 겉으로 드러나지 않는 것이 많습니다. 그래서 정기적인 건강검진을 통해 몸 안의 상황을 꾸준히 확인해야 합니다.

특히 지금 30대 이상이거나 어떤 건강 문제를 갖고 있는 사람이라면 반드시 건강 검진을 받아야 합니다. 그래야 시간이 흘러서 습관 개선이 자신에게 어떤 변화를 만들었는지 정확하게 파악할 수 있습니다.

일례로, 오랜 세월 LDL 콜레스테롤 수치와 중성지방 수치가 비정상적으로 높았던 남성 구독자분이 있었습니다. 그 분은 건강검진 직후 병원에서 고지혈증 약을 처방 받았습니다. 그는 스타일스 다이어트를 3개월간 실행해보고 약물 복용 여부를 결정하기로 했습니다. 3개월간 수면 습관과 음식의 종류를 개선하고 시간 제한 섭취를 한 뒤 다시 건강검진을 받았습니다.

검진 결과 LDL 콜레스테롤 수치와 중성지방 수치가 3개월만에 큰 폭으로 떨어져 있었습니다. 그런데 해당 수치들이 아직은 정상 범위보다는 높은 상태였습니다. 이건 좋은 상황이었을까요? 나쁜 상황이었을까요?

저는 좋은 상황이었다고 생각합니다. 만약 이 분이 생활 습관 변화 전에 검

진을 받지 않았다면 변화 추세를 알 수 없었을 없었을 것입니다. 그랬다면 지난 3개월간 건강이 개선되었음에도 불구하고 불안했을 것입니다. 몸 안에서 어떤 일이 일어나는지, 자신이 잘하고 있는 것인지 알 수가 없으니까요.

여러분도 상상 속에서 불안해하지 마시고 바로 확인해보시길 바랍니다.

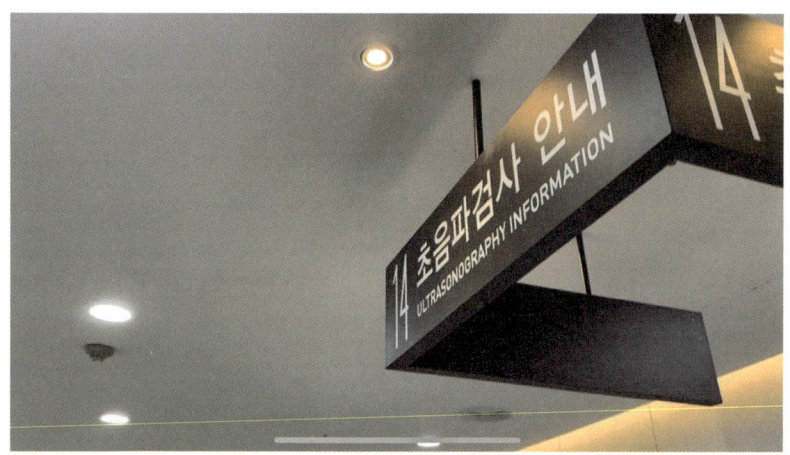

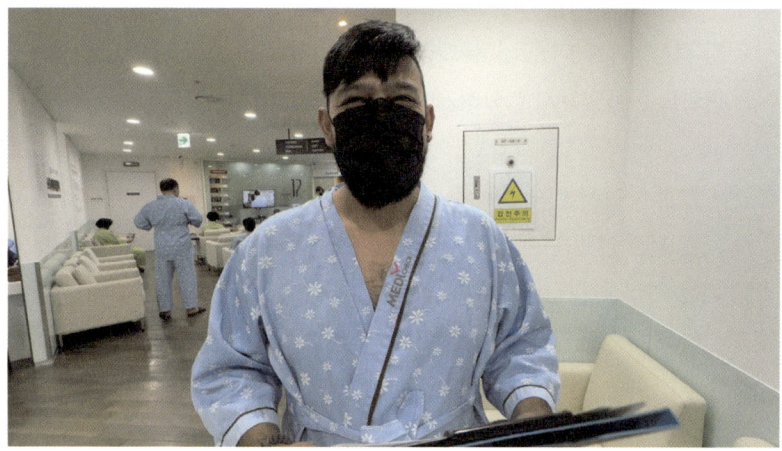

한국에 왔던 외국인 친구도 검사를 받았습니다.

5. 체중이 아니라 다양한 몸과 마음의 반응을 주의 깊게 보세요.

- [ ] 1. 건강검진 결과
- [ ] 2. 컨디션, 활력
- [ ] 3. 심리 안정성 : 쉽게 화가 나거나, 우울하거나, 감정이 불안정하다면 대사 문제(특히 장 문제)가 있을 수 있습니다. 대사가 건강해질수록 평안해지고 마음에 여유가 생길 것입니다.
- [ ] 4. 소화 관련 반응 : 소화가 잘 되는지(자신에게 맞고 좋은 음식을 먹으면 속이 편안합니다.), 배에 가스가 차는지(식후 배에 가스가 차면 음식 자체에 문제가 있거나, 음식이 자신에게 안 맞거나, 소화 기관에 문제가 있을 수 있습니다.)
- [ ] 5. 식사 후 졸림, 무기력 : 식곤증은 당연한 게 아닙니다. 나쁜 음식을 먹거나, 탄수화물을 많이 먹거나, 화학 조미료를 먹으면 식후에 졸리거나 무기력해질 수 있습니다.
- [ ] 6. 뇌 명료함 : 1달 이상 설밀나튀(설탕, 밀가루, 나쁜 기름, 튀긴 음식)를 끊고, 적절한 공복 시간과 탄수화물 섭취량을 조절하면(+좋은 지방을 충분히 먹으면) 명료하고 맑아진 뇌 상태를 느낄 것입니다.
- [ ] 7. 식욕/포만감의 안정성
- [ ] 8. 수면의 질
- [ ] 9. 기상 직후 느낌 : 불안하고 피곤하고 무기력한가요? 아니면 평안하고 활력과 의욕이 넘치나요?
- [ ] 10. 붓기
- [ ] 11. 배변 a. 대변의 형태/색상/질감 : 장이 건강하면 대변을 볼 때 뿌듯합니다.
  b. 배변 주기 : 3~4일에 1번 이상 정도가 적절합니다.
  c. 배변 소요 시간 : 장이 건강하다면 배출이 3분 이내에 끝나야 합니다.
- [ ] 12. 피부 : 피부 질환(가려움, 아토피, 습진, 건선 등), 여드름 등
- [ ] 13. 면역 : 감기에 쉽게 걸리나요? 감기에 걸리면 증상이 심하거나 회복에 오랜 시간이 걸리나요? 아니면 감기에 잘 걸리지 않거나, 걸려도 큰 어려움 없이 넘어가요?
- [ ] 14. 염증 질환(비염, 아토피, 관절염 등)
- [ ] 15. (가임기 여성) 생리 주기 안정, 생리혈/생리통 양상 : 생리에 문제가 있으면 몸에 문제가 있는 것입니다. 설밀나튀술만 3개월 이상 끊었는데 생리통이 눈에 띄게 줄어들었거나 없어진 구독자 사례가 계속 보고되고 있습니다.
- [ ] 16. 혈당 반응 : 누구나 한 번쯤은 연속혈당 측정기(약 8만원, 2주간 사용 가능)를 사용해보길 바랍니다. 음식의 종류와 섭취 방식에 따라서 혈당이 어떻게 반응하는지 보면 음식의 힘을 실감하게 됩니다.
- [ ] 17. 신체 활동 퍼포먼스 : 대사가 건강하면 운동 퍼포먼스가 올라가고 활발하게 움직이고 싶어집니다. 반면 대사에 문제가 있으면 무기력하고 움직이기 싫어집니다.
- [ ] 18. 빈혈
- [ ] 19. 체온 : 손발이 차갑거나 추위를 쉽게 탄다면 대사 기능이 저하된 상태일 가능성이 높습니다.

6. 생체 리듬에 맞춰 생활하세요.

몸이 가지고 있는 자연스러운 생체 리듬에 맞춰 생활하세요. 그래야 몸과 마음이 건강하게 기능할 수 있습니다. 생체리듬을 거스르면서 습관을 바꾸면 과정이 어렵거나 효과를 보는 게 어려울 수 있습니다.

일주기리듬을 따라 생활하는 기본 원칙은 간단합니다.

 해가 떠 있을 때 > 좋은 음식을 잘 챙겨 먹고 열심히 활동한다.

 해가 지면 > 먹지 말고 차분하게 정돈하고 쉬다가 푹 잔다.

7. 완벽하게 하려 하지 말고, 그냥 툭툭툭 실행하세요.

성공하는 사람들의 공통점	실패하는 사람들의 공통점
- 일단 한다. - 할 수 있는 것부터 한다. - 완벽하게 못해도 그냥 한다. - 실수하거나 무너져도 툭툭 털고 이어나간다.	- '그거 안 해도 잘 살 수 있어.'라며 노력하지 않는 것을 합리화한다. - '나는 원래 이런 사람이야'라며 자신의 한계를 스스로 정한다. - 완벽하게 준비해서 시작하려다가 아예 시작도 못한다. - 충분히 공부하거나 노력하지 않고 쉽고 빠르게 결과를 얻으려 한다. - 중요한 것과 중요하지 않은 것을 구분하지 못한다. - '이거 해도 될까?'하며 사소한 것을 불안해한다. - 잘 지속하다가 실수를 하면 아예 실패했다고 생각하고 중단한다. - 문제의 원인을 외부에서 찾으려 한다.

8. 하기로 했으면 집중해서 제대로 하세요.

일단 시작하기로 했으면 집중해서 제대로 하세요. 대입을 준비하는 고등학교 3학년의 마인드로 1년은 제대로 해보시길 바랍니다. 이왕 할 때 제때 승부를 보고 다음 단계로 넘어가는 게 재수, 삼수, N수를 하는 것보다 낫습니다.

9. 부지런히 기록하세요.

기록해야 문제를 효과적으로 고치고 성장할 수 있습니다. 습관 내용(수면/식단/활동/기타 자극), 느낀점, 배운점, 개선점 등을 기록하세요.

10. 대사 개선이라는 게임의 기본 공식은 꾸준함입니다.

삶에서 일어나는 대부분의 성취나 성공은 꾸준히 지속한 결과로 드러납니다. 몸과 마음을 건강하게 만드는 데도 꾸준한 반복, 지속, 개선이 필요합니다. 오랜 세월 만들어진 나쁜 습관과 이로 인해 만들어진 대사 문제를 단기간에 고칠 순 없기 때문입니다.

작은 성공을 꾸준히 쌓아 나가세요. 작은 성공의 예로는 늦은 시간에 음식을 먹고 싶었지만 따뜻한 차를 마시면서 잘 참고 뿌듯함을 느끼는 것, 운동을 하기 싫었지만 결국 해내고 나와서 기분 좋게 귀가하는 것 등이 있습니다. 그렇게 일상에서 작은 성공이 누적되는 과정에서 조금씩 성장하고 작은 변화가 생길 것입니다.

그렇게 건강한 습관을 최소 3~12개월간 꾸준하게 실천한다면 눈에 띄는 변화가 나타날 것입니다. 그리고 1년 이후에도 계속해서 지속할 수 있는 습관을 만들어 나간다면 무조건 잘 될 수밖에 없습니다.

7년의 법칙

"무언가가 잘 되려면 7년 이상 걸린다."

7년의 법칙은 제가 생각하는 인생의 순리 중 하나입니다.

무언가를 이루고 단단하게 유지하는 사람들의 히스토리를 찾아보면

1~3년만 적당히 해서 잘 된 사람은 없습니다.

이 법칙은 오랫동안 건강을 유지하는 사람들에게서도 발견됩니다.

1년도 하지 않았으면서, 몇 년 하지 않았으면서

큰 변화를 바라는 것은 세상의 이치에 맞지 않는 것일 수 있습니다.

Consistency

11. 지나치게 무리하거나 스트레스가 과하지 않도록 조심하세요.

지나친 스트레스와 강박은 대사 독소입니다. 체중 감량 등의 변화 목표에 집착하거나 식단이나 운동을 무리하게 하면 몸에 지나치게 큰 스트레스를 줍니다. 몸이 만성적으로 높은 스트레스 상태에 있으면 체중 감량이나 대사 개선이 어려워집니다. 그래서 지나치게 무리하거나 과하게 스트레스 받는 것을 조심해야 합니다.

12. 과정에 최선을 다하고, 결과는 편안하게 바라보세요.

습관과 환경을 개선해서 대사가 고쳐지는데 시간이 얼마나 걸릴지는 알 수 없습니다. 각자의 몸 상태와 맥락은 다르며, 결과는 몸이 결정하는 것입니다. 과정에 최선을 다하다보면 결과는 언젠가 따라올 것입니다. 평안한 마음으로 하루하루에 집중하세요.

ACTION GUIDE

Challenge

07
실행 가이드

건강 관리는 다음의 5단계로 진행됩니다.

STEP_01 현재 상태 파악하기
STEP_02 목적 설정하기
STEP_03 계획하고 준비하기
STEP_04 실천하기
STEP_05 회고하기

이 과정을 12주간 차근차근 실행하실 수 있게 <스타일스맵 다이어트 챌린지 - 베이직>이라는 기본 프로그램(이하 스다챌 베이직)을 설계했습니다. 스다챌 베이직을 참고해서 각자가 원하는 방식과 일정으로 진행하셔도 좋습니다. 습관노트 겸 일기장으로 사용할 수 있는 <스타일스 다이어트 플래너>의 STEP01~03 파트를 이 자료에 넣었습니다. 12주간 매일의 습관을 기록하고 점검하실 분은 다음의 QR 링크를 통해 <스타일스 다이어트 플래너>를 구매해서 STEP04 부분을 작성하시면 됩니다.

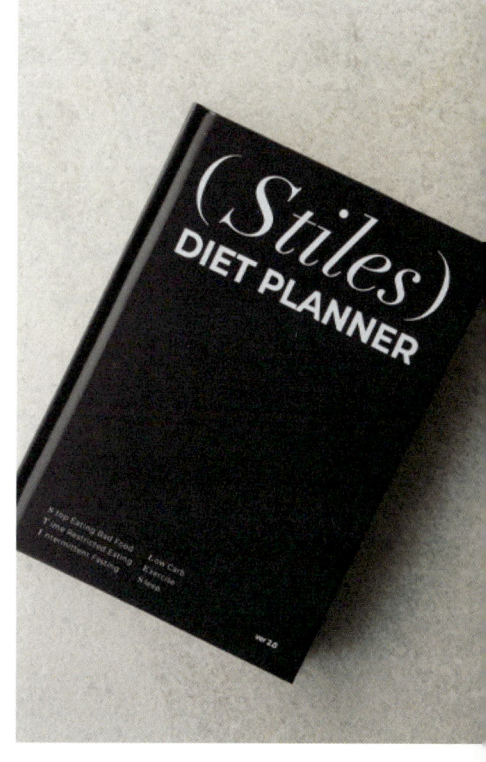

스타일스 다이어트 플래너 구매 링크

STEP_01 현재 상태 파악하기

STEP_01-1 외적 신체 상태 점검하기

외적 상태					
키	허리둘레	체중	체지방량	체지방률	골격근량
cm	cm	kg	kg	%	kg

Q. 체중 이외의 수치는 어디에서 재나요?

체지방과 골격근 수치는 지역 보건소(건강클리닉 또는 대사증후군 센터가 있을 겁니다.) 또는 피트니스 시설에 있는 체성분 측정기를 통해 확인할 수 있습니다. 낯선 곳에 가서 측정만 하고 나오는 게 부끄러우신 분들을 위해 퍼스널 트레이닝 스튜디오인 MINFIT의 민대표님께 도움을 구해뒀습니다. 카카오톡으로 미리 연락을 해서 일정을 잡고 가시면 체성분 측정을 무료로 도와주시겠다고 했습니다. (민대표님은 저의 친한 친구입니다. 가셨을 때 민대표님께 여유가 있어 보이면 운동 관련 질문도 몇 가지 해보세요.)

민핏 카카오톡 채널

민핏 MINFIT 서울 강남구 선릉로155길 11 2층 (압구정 로데오역 근방/발렛주차)

STEP_01-2 건강검진 받기

필수 항목

당뇨 리스크

혈당	당화혈색소(HbA1c)	인슐린	호마 IR(HOMA IR)
mg/dL	%	μU/mL	공복 인슐린 x 공복 혈당÷405

심혈관 리스크

중성지방	아포지단백B	LP(a)
mg/dL	mg/dL	mg/dL

LP는 Lipoprotein(지단백질)의 약자입니다. 검진 기관에서 이 자료를 그대로 보여주셔도 되고 "지단백질 소문자a" 또는 "LP 소문자a"를 검사해달라고 말하면 될 겁니다.

HDL 콜레스테롤	LDL 콜레스테롤
mg/dL	mg/dL

수축기 혈압	이완기 혈압
mmHg / 혈압 숫자 중 높은 값	mmHg / 혈압 숫자 중 낮은 값

호모시스테인	hs-CRP(고감도 C 반응성 단백)
심혈관 질환 위험이 높거나 비만/당뇨 등의 문제가 있을 경우 꼭 검사하세요.	심혈관 질환 위험이 높거나 염증 관련 질환이 있을 경우 꼭 검사하세요.

STEP_01-2 건강검진 받기

필수 항목

갑상선

TSH	T3	Free T4
μIU/L	ng/mL	ng/dL

간

AST	ALP	ALT	감마-GTP	총 단백	총 빌리루빈	알부민
IU/L	IU/L	IU/L	IU/L	g/dL	mg/dL	g/dL

신장

요단백	요당	요소질소	크레아티닌	신사구체여과율 (e-GFR)
g/dL	mg/dL	mg/dL	mg/dL	ml/분/1.73m^2

상복부 초음파 : 신장, 비장, 담낭, 췌장, 간의 상태를 초음파 영상으로 확인합니다.

권장 항목

위/대장 내시경

암 표지자

암 유병률이 생각보다 높으니 30대 이상이라면 정기적으로 검사하세요.

선택 항목

관상동맥 CT

이를 통해 관상동맥 석회화 정도를 확인할 수 있습니다. 심혈관 질환 위험이 높거나 60대 이상의 남성이라면 한번쯤 검사해 보세요.

비타민D

40대 이상의 여성이거나 뼈 건강 이상, 소화 질환, 대사 이상 증상(만성피로, 무기력, 근육통, 면역력 저하, 우울증) 등이 있다면 검사를 권장합니다.

요산

술이나 설탕을 자주 섭취하거나, 통풍 위험이 높거나 고혈압, 신장 관련 문제 증상, 염증 질환, 등이 있을 경우 검사를 권장합니다. 요산 수치가 높을 경우 갑상선 문제 또는 장 문제(장누수, 장내세균 문제)가 있을 수도 있습니다.

페리틴

빈혈, 철분 결핍 증상, 만성피로, 염증 관련 질환, 장 문제 등이 있을 경우 검사를 권장합니다.

메모

Q. 검진 비용은 얼마인가요?

추가 검진 항목과 검진 기관에 따라서 편차가 큽니다. 국가건강검진을 통해 국민건강보험공단에서 검강검진 비용을 전액 지원해줄 때 받으면 조금 더 저렴하게 받으실 수 있습니다. (건강보험가입자 또는 의료급여수급권자를 대상으로 1~2년에 한번 지원 받을 수 있습니다.) 국가건강검진을 통해 위의 권장 항목까지 검사하실 경우 30~70만원 정도 소요됩니다.

Q. 어디서 받을지 모르겠다면?

검진 전문 기관인 한국건강관리협회(메디체크) 지점 중 가까운 곳을 찾아서 받는 것을 추천합니다. 여기에선 대부분의 항목들을 검사할 수 있습니다.

Q. '그 검사'를 받을 수 없다고 해요.

일반 내과나 작은 병원들에서는 일부 항목을 검사하지 못할 수 있습니다. 그래서 방문 전에 전화로 미리 검사 가능한 항목을 여쭤보시는 게 안전합니다. 가끔 데스크에서 검진 예약을 도와주는 직원분께서 "아포지단백B"등의 항목을 모르시거나, 주관이 강한 의료진이 특정 검사가 필요 없다며 받지 말라고 하는 경우가 있다고 합니다. 그럴 경우 여러분이 의료 서비스의 소비자라는 것을 잊지 마시고 진행해달라고 단호하게 요청하세요. 이건 그분들의 삶이 아니라 여러분의 삶이 달린 문제입니다.

Q. 검사를 받고 결과를 받는데 얼마나 걸리나요?

검진을 결심했다면 바로 검진 기관에 전화해서 검진 가능 일자와 검진 가능한 항목을 확인하고 예약하세요. (참고 : 대장 내시경을 받는 경우 식단 조절이 필요하므로 시일이 더 필요합니다.) 검진에는 2~4시간이 소요됩니다. (검진 항목에 따라 상이) 검진 후 결과 수령까지 5~14일 정도 소요됩니다.

STEP_01-3 대사 건강 점검하기

질병

과거에 보유하셨던 질병이 있다면 질병의 종류, 예상 원인, 당시 치료방식을 적어주세요.

어떤 질병/질환이었나요?

어떻게 관리하셨나요?

현재 상태는 어떤가요?

현재 보유 중인 질병이 있다면 질병의 종류, 예상 원인, 현재 치료 방식을 적어주세요.

어떤 질병/질환인가요?

어떻게 관리하고 계신가요?

현재 상태는 어떤가요?

약물

과거 복용하셨던 약물이 있나요? 종류, 복용 이유, 복용 방식을 적어주세요.

현재 복용 중인 약물이 있나요? 종류, 복용 이유, 복용 방식을 적어주세요.

신체증상

다음 중 평소 컨디션을 가장 잘 표현한 것은?

- [ ] 에너지가 넘친다
- [ ] 하고 싶은 일이 많다
- [ ] 무기력하다
- [ ] 몸이 무겁다
- [ ] 컨디션 변동이 심하다
- [ ] 자주 피곤하다
- [ ] 피로 회복이 잘 안된다
- [ ] 이것저것 다 귀찮다
- [ ] 쉽게 짜증난다
- [ ] 그냥 그렇다

다음 중 해당되는 증상이 있다면 체크해 주세요.

- [ ] 자주 부어요
- [ ] 빈혈이 있어요
- [ ] 기립성 저혈압이 있어요
- [ ] 염증성 질환이 있어요
- [ ] 두통이 있어요
- [ ] 근골격계에 문제가 있어요 (디스크, 관절염 포함)

다음 중 해당되는 소화기 관련 해당 사항이 있다면 체크해 주세요.

- [ ] 소화가 잘 안돼요
- [ ] 식후 복부 불편감이 있어요
- [ ] 장 관련 질환이 있어요
- [ ] 자주 속이 쓰려요
- [ ] 역류성 식도염이 있어요
- [ ] 배에 가스가 자주 차요
- [ ] 원인을 알 수 없는 복부 통증이 있어요
- [ ] 소화 관련 장기 수술 이력이 있어요 :

다음 중 해당되는 피부 증상이 있다면 체크해 주세요.

- [ ] 피부 질환이 있다 :
- [ ] 지나치게 간지러운 부위가 있다
- [ ] 여드름이 자주난다
- [ ] 입 주변에 뭔가 난다
- [ ] 얼굴색이 어둡다
- [ ] 다크서클이 있다
- [ ] 얼굴색이 노랗다
- [ ] 구강 내부가 자주 튼다
- [ ] 목 뒤나 겨드랑이가 검다

나의 몸에 만성 또는 급성 알러지 반응을 일으키는 자극은?

신체증상

공복시간이 길어질 때 해당되는 증상이 있다면 체크해 주세요.

- [ ] 힘이 없어요
- [ ] 생각이 잘 안돼요
- [ ] 손이 떨려요
- [ ] 예민해져요
- [ ] 강렬한 식욕이 생겨요

아래 표현 중 나에게 해당되는 표현이 있다면 체크해 주세요.

- [ ] 추위를 많이 탄다
- [ ] 수족냉증이 있다
- [ ] 쉽게 아프거나 감기에 걸린다
- [ ] 탈모가 있다
- [ ] 임신에 어려움을 겪고 있다
- [ ] 생리에 문제가 있다
- [ ] 눈이 노랗다
- [ ] 눈곱이 지나치게 낀다
- [ ] 발기부전이 있다

심리이슈

중독

폭식증/식이장애 경험

다이어트 관련 강박

우울/불안/결핍/콤플렉스/욕망/강박/트라우마

STEP_01-4 삶 점검하기

삶을 점검하기 위한 질문들

삶 전반의 만족도를 0~10의 숫자에 체크한다면? (10 : 매우 만족)

1　2　3　4　5　6　7　8　9　10

위의 점수를 준 이유는 무엇인가요?

현재 나의 삶을 가장 힘들게 하는 것은?

최근 나의 스트레스 강도를 0~10의 숫자로 표현한다면? (10 : 최고 강도)

1　2　3　4　5　6　7　8　9　10

나에게 가장 큰 스트레스를 주는 것은?

나에게 즐거움/평안함/행복감을 주는 존재는?

삶을 점검하기 위한 질문들

나에게 즐거움/평안함/행복감을 주는 활동 또는 자극은?

최근에 나의 즐거움/평안함/행복감을 위해 하고 있는 것은?

신뢰하고 감정적으로 교류하는 존재가 1명 이상 있나요?
- ☐ 있다 (누구:)   ☐ 없다

나의 부모님은 나에게 어떤 존재인가요?
- ☐ 불안하게 만든다   ☐ 걱정하게 만든다   ☐ 안정감을 준다   ☐ 도움을 준다
- ☐ 간섭한다   ☐ 사랑을 많이 준다   ☐ 인정해주지 않는다   ☐ 자유롭게 한다

지금 내가 가진 것 (유형 & 무형) 중 만족스러운 것은?

지금 내가 가진 것 (유형 & 무형) 중 만족스럽지 않은 것은?

현재 주거 공간은 쾌적한가요?
- **채광** ☐ 좋다 ☐ 나쁘다   **환기** ☐ 잘 된다 ☐ 문제가 있다
- **곰팡이** ☐ 있다 ☐ 없다   **소음** ☐ 있다 ☐ 없다
- **면적** ☐ 많이 좁다 ☐ 좁은 편이다 ☐ 적당하다 ☐ 넓다
- **편안함** ☐ 불편하다 ☐ 나쁘지 않다 ☐ 다소 편안하다 ☐ 매우 편안하다

삶을 점검하기 위한 질문들

내가 살고 싶은 공간은?
위치, 면적, 시설, 가구, 동거인 등 가능한 디테일하게 생각해 보세요.

평소 생활 스케줄이 어떻게 되나요?

STEP_01-5 습관 점검하기

식단

다음 중 과거에 자주 먹었거나 최근 2주 내 섭취한 식품에 체크해 주세요.

- [ ] 도넛 [ ] 프라이드치킨 [ ] 양념치킨 [ ] 닭강정 [ ] 탕수육 [ ] 꿔바로우
- [ ] 라면 [ ] 외식 볶음밥 [ ] 만두 [ ] 마라탕 [ ] 자장면 [ ] 짬뽕
- [ ] 마라샹궈 [ ] 피자 [ ] 돈가스 [ ] 햄버거 [ ] 핫도그 [ ] 가당 씨리얼
- [ ] 국수 [ ] 파스타 [ ] 떡볶이 [ ] 튀김 [ ] 밀가루 빵 [ ] 토스트
- [ ] 외식 제육볶음 [ ] 밀가루 샌드위치 [ ] 밀가루 타코 [ ] 밀가루 브리또
- [ ] 밀가루 샐러드랩 [ ] 외식 불고기 [ ] 단맛 나는 과자 [ ] 밀가루 과자
- [ ] 튀긴 과자 [ ] 달콤한 디저트 [ ] 달콤한 음료 [ ] 사탕 [ ] 아이스크림
- [ ] 가당 초콜릿 [ ] 쇼트닝 또는 경화유가 포함된 식품 [ ] 설탕 [ ] 시럽 [ ] 올리고당
- [ ] 물엿 [ ] 꿀 [ ] 가당 잼 [ ] 콩기름 [ ] 카놀라유 [ ] 해바라기씨유
- [ ] 포도씨유 [ ] 마가린 [ ] 일반 참기름 [ ] 일반 들기름 [ ] 일반 마요네즈
- [ ] 일반 소스 [ ] 달콤한 소스 [ ] 일반 샐러드 드레싱

하루에 평균 몇 회 식사하시나요?

칼로리가 있는 음식만 반영하고, 20분 이상 간격의 섭취는 별도의 횟수로 계산해 주세요.

일반적으로 많이 드시는 식사 패턴이 어떻게 되시나요?
일반적으로 각 끼니를 섭취하는 시각과 대략적인 음식의 종류를 적어보세요.

마지막 음식 섭취 시각은 꼭 적어 주세요

아래는 대표적인 탄수화물 식품입니다. 자주 드시는 것에 체크해 주세요.

- [ ] 백미　　- [ ] 잡곡　　- [ ] 면　　- [ ] 빵　　- [ ] 샌드위치　　- [ ] 토스트　　- [ ] 과일
- [ ] 잎채소　- [ ] 뿌리채소　- [ ] 감자　- [ ] 잼　- [ ] 기타채소　- [ ] 곡물 간식
- [ ] 설탕　　- [ ] 올리고당　- [ ] 요리당　- [ ] 달콤한 음료　- [ ] 달콤한 소스
- [ ] 시리얼　- [ ] 디저트　- [ ] 달콤한 과자　- [ ] 가당 커피

특히 자주 드시는 음식의 섭취 방식을 적어주세요.

술을 마시나요? 드신다면 양, 빈도, 함께 먹는 음식은 무엇인가요?

커피를 마시나요? 드신다면 하루에 몇 잔을 언제 드세요?

활동

주당 운동 횟수가 어떻게 되세요?

☐ 0회 ☐ 1회 ☐ 2회 ☐ 3회 ☐ 4회 ☐ 5회 ☐ 6회 ☐ 매일

어떤 운동을 얼마나 하세요?

운동 외 일상적인 활동량은 어떻게 되시나요?

☐ 앉아 있는 시간이 많음   ☐ 서 있는 시간이 많음   ☐ 움직이는 시간이 많음
☐ 움직이는 시간이 많고 에너지 소비도 많음
☐ 기타: _____

최근 3일 중 15분 이상 햇빛을 쬔 일수는?   ☐ 0일 ☐ 1일 ☐ 2일 ☐ 3일

수면

수면 패턴 (취침 및 기상 시간, 총 수면 시간 등)은 규칙적인가요?

수면 패턴이 규칙적이지 않다면 이유는 무엇인가요?

평소 잠드는 시각 : _____

평소 일어나는 시각 : _____

침대에 누운 후 잠들기까지 걸리는 시간 : _____

하루 수면 시간 : _____

수면 중 깨는 횟수 : _____

스스로 평가하는 수면의 질

☐ 매우 나쁨   ☐ 다소 나쁨   ☐ 보통   ☐ 좋은 편   ☐ 매우 좋음

일반적인 기상 직후 느낌에 체크해 주세요.

☐ 몸이 가볍다   ☐ 에너지가 넘친다   ☐ 의욕이 넘친다   ☐ 금방 깨어난다

☐ 무기력하다   ☐ 우울하다   ☐ 피곤하다   ☐ 배고프다   ☐ 몸이 붓는다

일몰 후 실내 조명 색상은 무엇인가요?   ☐ 흰색 (형광등, 백열등)   ☐ 노란색 (전구색)

취침 전 3시간 동안 전자 기기를 사용하시나요? 무엇을 얼마나 사용하시나요?

나의 숙면을 방해하는 요소를 적어보세요.

STEP_02 목적 설정하기

STEP_02-1 지금 무엇을 원하시나요?
(느슨한 질문이니 생각나는 대로 자유롭게 답해보세요.)

STEP_02-2 내가 죽고나서 누군가가 나의 삶을 요약한다면 어떻게 표현되는 삶을 살고 싶나요?

STEP_02-3 죽기 전까지 이루거나 경험해보고 싶은 것은 무엇인가요?

STEP_02-4 죽기 직전에 **후회하고 싶지 않은 것**은 무엇인가요?

STEP_02-5 죽기 직전에 **감사하거나 자랑스러워 하고 싶은 것**은 무엇인가요?

STEP_02-6 죽기 직전에 **내 옆에 있는 사람**은 누구였으면 좋겠나요?

STEP_02-7 현재 나의 **삶을 구성하는 요소**를 모두 나열해 보세요.
그 중에서 가장 소중한 것 5가지에 표시하세요.

STEP_02-8 1년/10년/30년 뒤 어떤 삶을 살고 있길 바라나요?

	1년 뒤	10년 뒤	30년 뒤
몸 상태			
마음 상태			
인간 관계			
일/커리어			
주거 환경			
여가/휴식			

	1년 뒤	10년 뒤	30년 뒤
주요 일과 (스케쥴)			
수면 습관			
식단 습관			
운동 습관			
기타			

STEP_03 계획하고 준비하기

STEP_03-1 바꿀 습관 결정하기

1. 앞에서 배운 내용들을 바탕으로 고치고 싶은 습관들을 A열에 쭉 적어보세요.
2. 그 습관들이 최종적으로 바뀌었으면 하는 모습을 B열에 축 적어보세요.
3. 최종적인 변화를 만들기 위해 앞으로 12주간 실천할 수 있는 것들을 C열에 적어보세요.

고치고 싶은 현재 습관 (A)	최종적으로 만들고 싶은 습관 (B)	12주간 실천 할 것 (C)
ex) 외식, 배달음식 중독	ex) 아침 직접 해 먹고, 점심 도시락 싸기	ex) 자주 먹을 요리 레시피 12개 익히기, 아침에 40분 일찍 일어나서 요리하기

고치고 싶은 현재 습관 (A)	최종적으로 만들고 싶은 습관 (B)	12주간 실천 할 것 (C)

STEP_03-2 식재료 버리기

아래에 적힌 음식들이
여러분의 주방에 있다면,
지금 정리해보세요.

1. 설밀나튀 포함 음식

예시) 빵, 과자, 아이스크림, 일반 냉동식품, 가당 요거트, 가당 그래놀라, 밀가루면 음식(라면, 우동, 파스타), 일반 식용유, 참기름, 설탕과 친구들(액상과당, 꿀, 아가베 시럽, 메이플 시럽, 비정제 설탕, 마스코바도, 유기농 설탕), 일반 소스(마요네즈나 드레싱 등의 걸쭉한 소스, 단맛 나는 소스)

2. 불필요한 첨가물이 많이 든 음식

3. 오래된 식재료

오래된 조미료, 냉동실의 화석(생선, 고기)

STEP_03-3 기본 식재료 구비하기

제가 개인적으로 잘 쓰고 있거나 추천할 만한 제품의 리스트를 만들어 링크를 제작 중입니다. 카카오톡에서 다이어트 과학자 최겸을 추가해두시면 새로운 부록이 업데이트 될 때마다 다운로드 링크를 보내 드리겠습니다.

▼ 유지류

- [ ] **엑스트라버진 올리브오일** : 드레싱, 마리네이드, 가열 조리
- [ ] **엑스트라버진 아보카도 오일** : 가열 조리, 마요네즈
- [ ] **볶지 않고 냉압착 추출한 생들기름** : 한식 드레싱
- [ ] **천연버터** : 가성비가 좋은 제품을 쓰거나, 다 먹을 때마다 새로운 버터 경험해보기
  - 앵커 : 가성비가 좋고, 맛이 튀지 않고 무난함 `뉴질랜드`
  - 이즈니 : 산뜻하면서 깊은 풍미, 비싼 편, 잠봉뵈르나 제로모닝빵에 잘 어울림 `프랑스`
  - 에쉬레 : 부드럽고 크리미한 질감, 살짝 고급스러운 맛인데 기분 탓일 수도 있음, 비싸고 맛있음 `프랑스`
  - 엘르엔비르 : 풍미가 좋고 앙버터에 잘 어울림 `프랑스`
  - 페이장 브레통 : 부드럽고 독특한 풍미(호불호 있음), 가염버터가 애리님 취향 `프랑스`
  - 프레지덩 : 부드럽고 리치한데 균형감 있는 맛, 약간의 향취가 호불호 있음 `프랑스`
  - 케리골드 : 비싸고 맛있음, 리치하고 크리미한 맛 `아일랜드`
  - 루어팍 : 가볍고 깔끔한 맛, 가성비 좋음 `덴마크`
- [ ] **(선택) MCT 오일**
- [ ] **(선택) 코코넛 오일**

▼ 조미료 —————————— 필수

- [ ] 기본 소금
- [ ] 굵은 소금 : 고기 요리, 채소 절임, 연어 숙성 등에 활용
- [ ] 후추
- [ ] 전통 방식으로 만든 간장
- [ ] 전통 방식으로 만든 고추장
- [ ] 전통 방식으로 만든 된장
- [ ] 전통 방식으로 만든 어간장
- [ ] 홀그레인 머스터드
  - 고기, 달걀, 샐러드 먹을 때 곁들이기
  - 소스 만들 때 마요네즈와 섞기 (마요네즈3 : 홀그레인 머스터드1)
- [ ] 무설탕 발사믹 식초 ('포도농축과즙'과 '와인식초'만 들어 있는 것)
  - 올리브유와 함께 샐러드 드레싱으로
  - 버터나 올리브유와 함께 제로모닝빵에 뿌려 먹기
  - 카프레제 샐러드, 채소찜, 구운 채소에 뿌려도 잘 어울린다
- [ ] 유기농 애플사이다 비네거(식초)
- [ ] (선택) 알룰로스(액상/가루) : 설탕 대용으로 사용 가능

▼ 조미료 ———————————— 선택

☐ **베이킹 소다** : 베이킹 소다 한 큰술을 담은 물에 닭가슴살을 4시간 재운 뒤에 닭가슴살을 삶으면 부드럽고 촉촉합니다.

☐ **오레가노** : 소금, 후추만으로 심심할 때

☐ **심플리 오가닉 이탈리안 시즈닝** : 양고기에 잘 어울립니다.

오레가노, 마저럼, 타임, 바질, 로즈마리, 세이지

☐ **심플리 오가닉 다목적 시즈닝**

양파, 후추, 마늘, 파슬리, 샐러리 씨앗, 토마토 파우더, 바질, 타임, 오레가노, 세이지, 고수 파슬리, 고춧가루, 카이엔 페퍼, 로즈마리, 커민, 카레, 시나몬(계피)

: 심플리 오가닉(쿠팡 또는 아이허브를 통해 해외 직구) 또는 대형 마트의 조미료 코너에 가면 다양한 향신료가 있습니다. 설탕이나 인공 조미료 대신 천연 향신료의 매력을 탐험해 보세요. 입맛이 건강해지면 소금, 후추, 천연 향신료만으로도 충분해질 겁니다.

☐ **순수한 토마토 페이스트**   ☐ **레몬즙**

☐ **냉동 레몬큐브**

제조 방법 : 왁싱처리를 하지 않은 무농약 제주 레몬을 씻는다(베이킹소다, 식초, 굵은 소금 활용) → 2-3등분 한 뒤 속의 씨를 뺀다 → 푸드 프로세서나 블렌더로 분쇄 → 납작하게 펴서 지퍼백에 담아 냉동(얼음 트레이에 얼렸다가 유리병에 옮겨 담아도 된다) → 필요할 때 조각을 꺼내 쓴다

☐ **바질페스토**   ☐ **알룰로스 액상/분말**   ☐ **허브**
☐ **(냉동) 마늘**   ☐ **(냉동) 생강**   ☐ **고춧가루**
☐ **올리브 오일 마요네즈**   ☐ **두부 크림치즈**

☐ **바질 페스토**
: 수제 아보카도 오일 마요네즈
(만드는 법은 오른쪽에 첨부된 QR코드 참조)

▼ 베이스

- [ ] 쌀밥
- [ ] 제로 모닝빵
- [ ] 제로 또띠아
- [ ] 두부
- [ ] 두부면
- [ ] 두부밥(탄수화물 섭취를 줄이고 싶을 때 밥과 두부 섞기)
- [ ] 글루텐프리 가루(밀가루 대체)
  - 쌀 가루
  - 타피오카 가루
  - 코코넛 가루
  - 아몬드 가루
  - 차전자피 가루

제로 모닝빵&또띠아 구매링크

▼ 동물성

- [ ] 소고기
- [ ] 돼지고기
- [ ] 고등어
- [ ] 닭고기
- [ ] 달걀
- [ ] 새우
- [ ] **(선택) 연어** : 필렛 사서 회로 먹고 소분해서 냉동해두기(추후 샐러드나 스테이크용으로 사용)
- [ ] **(선택) 소시지**
  - 베이컨리얼리즘 베이컨 : 브랙퍼스트 소시지, 이탈리안 스파이시 소시지
  - 한살림 : 꼬마 소시지, 닭가슴살 소시지, 후랑크 소시지 (완벽하진 않지만 깔끔한 편)
  - 초록마을 : 비엔나(미량의 설탕이 들어가지만 나머지 성분은 나쁘지 않음)
- [ ] **(선택) 햄**
  - 베이컨리얼리즘 : 잠봉, 파스트라미
- [ ] **(선택) 캘리포니아 프로볼로네 치즈**

▼ 식물성

- [ ] **채소찜 재료**
  - 기본 : 비트, 당근, 무, 연근, 양배추
  - 선택 : 단호박, 아스파라거스, 브로콜리, 컬리플라워, 가지, 파프리카
- [ ] **유기농 냉동채소**
  - 채소믹스 : 컬리플라워, 당근, 완두, 그린빈
  - 수프채소 믹스 : 당근, 셀러리, 그린빈, 컬리플라워, 완두콩, 리크, 양파
  - 그린빈
  - 브로콜리

  : 바쁘신 분들에게는 유기농 냉동채소를 추천합니다. 만약 신선한 무농약 생채소를 쓸 수 있다면 더 좋습니다.

- [ ] **유러피안 샐러드** : 1kg 짜리를 사서 키친타올에 싼 뒤 소분하면 6~8인분의 샐러드가 나와서 1주일간 먹을 수 있습니다.
- [ ] **아보카도** : 주기적으로 사서 후숙해두고, 후숙된 아보카도는 랩에 싸두세요.

  아보카도 1개(약 200g) 영양소 : 지방 30g, 단백질 4g, 식이섬유 14g
  칼륨, 마그네슘, 비타민 K, E, C, B5, B6, B9(엽산), 루테인, 항산화물질
- [ ] **두부**
- [ ] **양파**
- [ ] **대파**
- [ ] **기름에 굽지 않은 김** : ex) 곱창김
- [ ] **(선택) 쪽파**

▼ 기타

- [ ] 버섯
- [ ] 코코넛 밀크
- [ ] 블루베리
- [ ] 허브
- [ ] (무농약) 레몬
- [ ] 찻잎, 티백
- [ ] 대체 간식

- 과자 대체 : 순수한 쌀로 만든 뻥과자(쌀과 소금 외의 불필요한 첨가물이 없는 것)
- 칩 과자 대체 : 구운 제로또띠아(에어프라이어 180도 5~7분)
- 빵 대체 : 구운 제로모닝빵(+버터, 무설탕 발사믹식초, 소금)
- 일반떡 대체 : 쌀과 소금 이외의 불필요한 재료가 없는 떡
- 황태채(전자렌지에 돌리거나, 버터에 굽기)
- 올리브 절임 : 마다마 올리바 <카스텔베트라노 데노치올라테 그린올리브>

STEP_03-4 기본 주방도구 구비하기

▼ **주방도구** ─────────── 기본

- [ ] 납작 접시
- [ ] 움푹 접시
- [ ] 딥볼
- [ ] 밥그릇
- [ ] 국그릇
- [ ] 소스 종지
- [ ] 커틀러리
- [ ] 칼
- [ ] 도마
- [ ] 가위
- [ ] 국자
- [ ] 집게
- [ ] 뒤집개
- [ ] 프라이팬
- [ ] 냄비
- [ ] 랩
- [ ] 전자렌지
- [ ] 블랜더(또는 푸드프로세서)
- [ ] 채칼
- [ ] 체
- [ ] 타이머
- [ ] 저울
- [ ] 계량 스푼
- [ ] 계량컵
- [ ] 유리 밀폐 용기
- [ ] 키친 타월
- [ ] 유산지
- [ ] 비닐백, 지퍼백
- [ ] 행주

▼ ─────────── 선택

- [ ] 멀티 쿠커(고온, 고압 조리)
- [ ] 에어프라이어 또는 오븐
- [ ] 실리콘주걱(알뜰주걱)
- [ ] 넓은 스텐 트레이
- [ ] 보온병 (물이나 차 담아 다니기)
- [ ] 스탠딩 지퍼백(음식 소분)
- [ ] 미세 저울(소금 계량)
- [ ] 샐러드 소분 비닐
- [ ] 참치 해동지
- [ ] 칼갈이
- [ ] 도시락 통
- [ ] 도시락 가방
- [ ] 수저 통
- [ ] 소창행주, 면보
- [ ] 소금 휴대 용기
- [ ] 올리브유 휴대 용기
- [ ] 찜용 냄비

STEP_03-5 기본 영양제 구비하기

기본 원칙 : 나쁜 음식을 적절하게 제한하고, 좋은 음식을 먹는 게 기초입니다. 영양제는 음식만으로 부족하거나 조금 더 신경 써야 하는 영양소를 보충하는 목적으로 섭취합니다. 기초적인 노력 없이 영양제로 모든 문제를 해결하려 하면 안됩니다.

▼ 일반적으로 섭취하면 좋은 기본 영양제

- [ ] 오메가3
- [ ] 유산균
- [ ] 비타민B군
- [ ] 비타민C
- [ ] 멀티 비타민

▼ 추가 선택 가능한 영양제

아래의 영양제들은 특정한 목적이 있을 때 섭취할 수 있다고 생각되는 것들입니다.
각각이 어떤 효과와 리스크를 갖고 있으며, 각자 자신에게 필요한 것은 무엇인지 스스로 공부하고 판단하시길 바랍니다.

- [ ] 마그네슘
- [ ] 비타민D
- [ ] 철분
- [ ] 밀크시슬
- [ ] 코큐텐(코엔자임 Q10)
- [ ] MSM
- [ ] 보스웰리아
- [ ] 우벤자임
- [ ] 크롬
- [ ] 이노시톨

STEP_03-6 생활 공간 청소하기

집의 상태가 **몸과 마음**의 상태입니다.
책상, 옷장, 방의 상태 = 마음 상태
주방 상태 = 음식에 대한 마음 가짐, 장 상태

- ☐ 책상 정리
- ☐ 주방 청소(냉장고, 싱크, 가스렌지, 전자렌지, 찬장)
- ☐ 오랫동안 안 쓴 물건은 과감하게 버리기
- ☐ 보관할 물건은 적절한 수납 물품을 활용하여 정리
- ☐ 침구 세탁

: 청소할 엄두가 안나는 분들은 가사도우미 앱 '미소'의 청소 대행 서비스를 이용해 보세요. 3시간 청소를 기준으로 6만원 정도 합니다.

STEP_03-7 집 조명 노랗고 은은하게 바꾸기

저녁 시간부터는 주황색(전구색) 빛이 나오는 조명을 사용하고 밤에는 흰색 조명을 키지 않도록 하세요.

▼ 조명 바꾸는 방법

- [ ] 탁상등 : 전구색 전구 끼우기

- [ ] 장 스탠드 : 전구색 전구 끼우기

- [ ] T5 간접등

: 적절한 길이의 T5 조명(전구색)과 스위치와 플러그가 달린 전선 케이블을 구매해서 적절한 위치에 배치해보세요. 창가의 커튼박스, 부엌 상부장 하단이나 가구 뒷편, 화장실 선반 등에 설치하여 간접등으로 활용하면 분위기가 좋습니다.

- [ ] 천장등 및 벽등

: 전구색의 조명으로 바꾸기(직접 교체가 어려우신 분들은 가사도우미 앱 '미소'의 '전기/수도/가스' 작업 대행 서비스를 이용해 보세요.)

STEP_03-8 블루라이트 차단 안경 구매하기

☐ 해가 지면 주황색 렌즈로 된 블루라이트 차단 안경을 착용하세요.

- 겜엑스 라이프샵에서 판매 중인 블루라이트 차단 안경 '블라차'를 추천합니다. 안경을 안 쓰시는 분들은 블라차 우노, 안경을 쓰시는 분들은 블라차 도스 (클립 탈착방식)를 선택할 수 있습니다.

- 블라차는 일반적으로 안경원에서 맞출 수 있는 투명한 블루라이트 차단 렌즈와 블루라이트 차단 성능이 다릅니다.

블라차 구매 링크

STEP_03-9 암막 커튼 설치하기

☐ 숙면을 위해 취침 환경을 암흑으로 만드세요.
잘 때 거실의 불빛이 침실로 들어오지 않도록 하고,
창문으로 빛이 들어온다면 암막커튼을 설치해주세요.
빛 조절이 어렵다면 편안한 안대를 쓰고 자는 것도 좋습니다.

STEP_03-10 숙면을 위해 동거인의 협조 구하기

- [ ] 같은 침대를 쓰는 사람이 있다면
  → 다른 침대 또는 다른 방을 쓰는 것을 추천합니다.
  같이 자면 서로의 숙면을 방해할 수 있기 때문입니다.

- [ ] 같은 방을 쓰는 사람이 있다면
  → 다른 방을 쓰거나 수면 환경 및 생활 방식을 협의하세요.

- [ ] 같은 집에 사는 사람이 있다면
  → 저녁 시간 이후 생활 방식(조명, 소리, TV, 음식 등)을 협의하세요.

STEP_03-11 운동하고 싶게 만드는 운동복과 운동화 사기

어떤 옷을 입고 있느냐는 감정, 생각, 태도에 큰 영향을 미칩니다. 앞으로 다양한 신체활동을 하게 될 예정이니 좋은 운동복, 운동화, 양말을 한 세트만 사보세요. 좋은 의복이 운동을 할 확률을 높여주고, 운동의 효율을 높여줄 수 있기에 여기에 돈을 쓰는 것은 좋은 투자입니다. '좋은' 의복의 기준은 그것을 착용했을 때 만들어지는 감정, 생각, 태도를 통해 판단할 수 있습니다.

많이 걷거나 달리시는 분은 자신에게 맞는 좋은 운동화를 신으세요. 그래야 몸의 부담을 줄이고 부상을 막을 수 있습니다. 각자의 신체 구조와 신체 활동에 적합한 운동화를 선택하세요.

STEP_03-12 인간 관계 정돈하기

- [ ] 나와 연결된 모든 사람의 이름을 노트에 적으세요.
- [ ] 그중에서 나에게 상당한 영향(긍정적이든 부정적이든)을 주고 있는 사람들의 이름에 표시하세요.
- [ ] 표시된 사람들 각각과의 관계를 정리해보세요.

  1. 어떻게 만난 인연인가요?
  2. 주로 어떤 장소에서, 어떤 주기로 만나나요?
  3. 그 사람과 어떤 방식으로 교류하고 있나요?
  4. 나는 그 사람을 어떻게 생각하나요?
  5. 그 사람은 나를 어떻게 생각할 것 같나요?
  6. 그 사람이 나의 삶에 미치는 영향을 1~7점으로 표시한다면 몇 점을 줄 수 있나요?

- [ ] 그중에서 소중한 사람과 정리할 사람 구분하세요.

  그 사람이 소중한 사람인지 판단하기 어려울 때 질문해볼 것은 다음과 같습니다.
  - 그 사람과 함께 있으면 편안하고 충만한 느낌이 드는가, 아니면 외로움을 덜 느낄 뿐인가?
  - 그 사람에게 내 모습이나 생각을 솔직하게 드러낼 수 있는가, 아니면 무언가를 숨기거나 꾸며내야 하는가?
  - 누군가가 그 사람이 나와 잘 어울린다고 하면 기분이 좋은가, 아니면 나쁜가?
  - 나는 그 사람과 교류할수록 긍정적 방향으로 나아가는가, 아니면 퇴보하거나 시간만 흘려보내는가?
  - 나에게 좋은 일이 있을 때 그 사람은 진심으로 기뻐할 수 있는가, 아니면 불편해하는가?
  - 나에게 좋지 않은 일이 있을 때 그 사람은 내 곁을 지키거나 도움을 줄 사람인가, 아니면 모른 척 하거나 떠나갈 사람인가?
  - 그 사람은 나를 존재 자체로 좋아하는가, 아니면 나의 좋은 모습이나 내가 주는 효용만을 좋아하는가?
  - 당신에게 자녀가 있다고 가정했을 때 그 자녀가 그 사람 같은 친구 또는 연인을 만나면 어떨 것 같은가?
  - 그 사람과 나의 입장을 바꿔서 위의 모든 질문을 그 사람에게 질문하면 어떤 답을 할 것 같은가?

- [ ] 관계 정돈하기

  1. 소중한 사람 : 시간과 에너지를 더 많이 쏟고, 더 자주 만나고, 더 자주 마음을 전하세요.
  2. 정리할 사람 : 물리적, 심리적으로 적절한 거리를 만들거나 적절한 방식으로 교류를 단절하세요. (단, 상대가 감정 조절 능력이 떨어지거나 폭력적 성향을 가진 사람이라면 조심히 정리하세요.)

소중한 사람이 없는 것 같다면 어떻게 하나요?

이때 가장 소중하게 대할 사람은 '나' 자신입니다. 향후 1~3년은 자신의 몸과 마음을 더 건강하게 만들고 성장하는데 더욱 집중하세요. 몸과 마음이 건강해지는 과정에서 좋은 사람들이 많은 환경에 스스로를 노출시키세요. 그렇게 하루하루를 충실히 살면서 세상에 친절과 도움을 베푸세요. 여러분이 좋은 사람으로 존재하고 있다면 때가 되었을 때 좋은 인연들이 나타날 것입니다. 그중에서 나의 가치를 알아봐주고 마음이 맞는 사람이 생겼을 때 소중하게 챙기세요.

STEP_03-13 휴식/여가/놀이 전략 짜기

☐ 온전하게 쉬거나 즐겁게 몰입할 수 있는 활동을 찾아보세요.

STEP_03-14 새로운 생활 스케쥴 세우기

☐ 잠드는 시간 결정하기

☐ 일어나는 시간 결정하기

☐ 아침 루틴 세우기

☐ 생계/가사 관련 스케쥴 정리하기

☐ 식사 전략과 스케쥴 정하기

☐ 운동 전략과 스케쥴 정하기

☐ 휴식/여가/놀이 스케쥴 정하기

☐ 이외의 일정 정리하기

☐ 저녁 루틴 세우기

STEP_04 실천하기_기본

STEP_04-1 생활 습관 기록 시작하기

날짜
2023 년 4 월 21 일

수면

전날 취침 시각	일어난 시각	총 수면 시간	수면의 질
밤 9시 분	4시 30분	7시간 30분	매우 좋음

식단

취침 전 금식 시간	커피 섭취량 및 섭취 시각	섭취 영양제
6시간	X (커피 단식 중)	오메가3, 유산균, 비타민C, 종합비타민, 철분이

시간	먹은 것	컨디션
6:00	유러피안 샐러드 반팩(65g) 소고기 양지 한 팩 데친 것(250g) 올리브유 듬뿍, 발사믹식초, 소금, 후추 애플사이다 식초 + 탄산수	●●●●◐ 먹고 나서 기분 좋게 배불렀고 속이 편하고 머리도 맑다

시간	먹은 것	컨디션
13:00	들기름 듬뿍 매생이 굴국(400g 정도?, 도시락 싸서 회사에서 데워 먹음) 즉석밥 1/2공기 할머니가 보내주신 김치 조금	●●◐○○ 김치에 마늘이 있어서 그런건가 약간 배에 가스가 찬 것 같다

시간	먹은 것	컨디션
15:00	삶은달걀 2개 프로틴바 1개	●●●●● 매우 좋음

🍴 오늘의 식사는 어땠나요?

전반적으로 훌륭하고 든든한 식단이었던 것 같다.
매생이에 들어있는 엽산들은 매생이 굴국 요리하고 먹었다.
천마힐러리에 매운 먹기만 했다면 비타민 완벽.
저녁 할머니집에서 주신 김치에 마늘 들어있는 것 같다. 그래서 할머니 김치는 좀 줄였다.
오후에 약간 출출해서 매장에서 삶은달걀 2개랑
프로틴 바를 먹었더니 저녁까지 배가 안 고팠다.

❓ 왜 그렇게 생각하세요?

이번 식도 다른 메뉴들도 시도해볼 예정. 먹고 나서
불편하지 않은 건 좋았는데, 약간 가스 차는 느낌이 있었다.

노트에 직접 작성하셔도 되고
<스타일스 다이어트 플래너>를 구매해서
STEP04에 작성하셔도 됩니다.

운동

어떤 운동을 했나요?	어느 정도 시간 동안 했나요?	운동 강도는 어땠나요?
웨잇 레이 1km + 스트레칭 5분 케이블 로우 5세트 / 빈홀 10회 / 10/10 5회 1~2세트는 웜업으로 가동범위 최대 4세트 최대 무게 / 오버헤드 프레스 5세트	(2) 시간 15시 30분 ~ 17시 30분	✓ ✓ ✓ ✓ ✓

STILES Habit Checklist

○	설탕이 들어간 음식을 먹지 않았다	○	7시간 이상 잤다
○	밀가루 음식을 먹지 않았다	✗	잠자기 5시간 전 음식 섭취 제한
○	나쁜 기름을 사용한 음식을 먹지 않았다	○	카페인 섭취 제한(취침 전 12시간 이상)
○	튀긴 음식을 먹지 않았다	△	술을 마시지 않았다

To-do List

○	주간 회의 준비	✗	기획서 완성 → 내일 새벽에 작성
○	지난 주 지출 점검	○	14시 00분 미팅
○	인스타 / 유튜브 커뮤니티 포스팅	○	15시 30분 운동
○	집밥상담소 138화 편집본 검토	○	할머니, 외할머니 전화

날씨가 좋아서 점심 먹고 타블로와 올림픽 공원을 산책했다. 추어빗사하 텀블러에 담아서 나갔는데 산책과 텀블러에 챙겨간 추어빗사가 특히 맛있었다. 선물 받은 건데 브랜드 기억해놔야겠다.

산책하면서 타블로와 했던 이야기. 이렇게 벚꽃이 보일 때마다 사업 초반 생각이 난다. 서툴고 불안하고 힘들었던 때. 분명 그때 정말 힘들었을텐데 그때도 즐거웠어. 무모해서 그런가. 아든 그래서 타블로한테 "지금 그때로 돌아갈 수 있으면 다시 해볼래?" 라고 물었는데 타블로가 격하게 반대했다 ㅎㅎ 나도 그 고생을 다시 하고 싶진 않다. 근데 때때나 군생활이나 소중한 시절이지만 다시 돌아가고 싶지 않다. 그만큼 후회가 없이 했기 때문일지도.

STEP_04-2 수면습관 개선 시작하기

* **최종 목표** : 중간에 깨지 않고 7~8시간 깊게 자고 기분 좋게 일어나기
  매일 수면 내용을 기록하세요. 아침에 전날 수면 내용을 기록하는 게 좋습니다.
* **기록할 항목** : 전날 취침 시각, 아침 기상 시각, 중간에 깬 횟수,
  스스로 평가하는 수면의 질, 기상 직후 감정과 컨디션
* **추천 장비** : 수면 트래커(애플워치, 갤럭시워치-삼성헬스앱)와 앱

다음의 숙면 가이드 중 원하는 것을 하나씩 실천해 보세요.

- [ ] 야간 조명은 어둡고 노랗게
- [ ] 저녁에 휴대폰 끄기
- [ ] 저녁에 블루라이트 차단 안경 착용
- [ ] 취침 전 5시간 이상 금식(낮에 잘 먹기)
- [ ] 암막 커튼
- [ ] 카페인 섭취 조절
- [ ] 낮에 활발하게 활동
- [ ] 운동하기
- [ ] 산책하기
- [ ] 과격한 운동은 되도록 낮에
- [ ] 15분 이상 햇빛 쐬기
- [ ] 삶 정돈
- [ ] (여름) 모기장 설치
- [ ] 취침 환경 서늘하게(18~21℃) 만들기
- [ ] 밤에 물 안 마시기
- [ ] 생활 맥락에 수면 패턴 최적화
- [ ] 취침 전 명상
- [ ] 취침 전 릴랙스 루틴
- [ ] 동거인의 협조 구하기

STEP_04-3 취침 3시간 전 전자기기 끄기

- [ ] 취침 3시간 전 또는 저녁 중에 휴대폰으로 할 일을 마무리하고, 전원을 끄세요. 그리고 전자기기를 서랍 등 보이지 않는 곳에 두세요.

- [ ] 취침 3시간 전에 전자기기를 끄는 게 어렵다면 취침 1~2시간 전에 끄는 것부터 시작해보세요.

- [ ] 저녁에 불가피하게 전자기기(휴대폰, TV, 컴퓨터)를 사용해야 할 경우 주황색 렌즈의 블루라이트 차단 안경을 착용하세요.

- [ ] 휴대폰을 대체할 알람시계가 필요하다면 아날로그 알람시계를 구매하세요.

- [ ] 아침에 일어나자마자 휴대폰을 켜지 말고 현존하며 차분한 흐름에 집중하세요. 전자기기는 최대한 늦게 켜는 게 좋습니다.

어려울 것 같아 보이지만 사실 우리는 10~15년 전까지 스마트폰 없이 잘 살았습니다.

STEP_04-4 한 달간 금주하기

일단 4주만 금주해 보세요. 4주 금주 이후 다음 중 하나를 선택하세요.

☐ 1안 : 남은 8주간 완전 금주하기

☐ 2안 : 남은 8주간 월 2회 이내 과하지 않은 음주 허용하기

12주 이후의 음주 원칙은 스스로 결정하면 됩니다.

STEP_04-5 설밀나튀 제한하기

설탕, 밀가루, 나쁜 기름, 튀긴 음식을 최대한 피하세요. 설밀나튀가 들어간 가공식품, 외식, 배달 음식을 주의하고, 가능할 때는 직접 요리해서 드세요. 완벽한 식단보다 자신의 맥락에서 지속 가능한 식단이 낫습니다. 처음부터 완벽하게 끊는 게 어려우신 분들은 하나씩 점진적으로 줄이거나 끊는 것도 괜찮습니다.

경제적 여건이나 생활 스케쥴 등의 현실적 이유로 설밀나튀를 완전히 피하는 게 어렵다면 가끔 미량은 허용 가능합니다. 아예 피하기 어려울 때는 스트레스 받지 마시고 그냥 드세요. 대신, 과하지 않게 드시고 밤에 최대한 푹 주무시고 다음 식단을 더 잘 챙기세요. 24시간 이내에 운동을 하는 것도 좋습니다.

STEP_04-6 과일 제한하기

과일을 제한하는 목적은 다음과 같습니다

- 과당 섭취 제한 → 간 세포 회복, 지방간 분해, 체지방 대사 활성

- 체지방 대사 활성 → 대사율 증가, 체온 증가(특히 손발이 차가운 사람들은 과일을 끊고, 양질의 지방 섭취량 늘려보세요.)

- 대사 유연성 증가

- 단맛을 통한 뇌 보상회로의 흥분 줄이기

- 대사 유연성 증가 & 식욕 관련 호르몬/신경 시스템 안정 → 식욕 안정

Q. 과일을 평생 안 먹나요?

: 살이 충분히 빠지고, 식욕이 안정화되고, 조금 더 건강해지셨을 때 과일 섭취 방식을 결정해보세요.

STEP_04-7 한 달간 커피 단식하기

일단 4주만 목표로 잡고 진행해 보세요. 4주 이후에는 다음 중 하나를 선택하세요.

- ☐ 1안 : 남은 8주간 완전 커피 단식하기

- ☐ 2안 : 남은 8주간 스스로 정한 커피 섭취 원칙에 따라 마시기

12주 이후의 커피 섭취 방식은 스스로 결정하면 됩니다.

STEP_04-8 시간 제한 섭취 시작하기

✓ 기본 원칙

- 제 1원칙 : 해가 떠 있을 때 먹는다.

- 제 2원칙 : 기본적으로 하루 2끼를 좋은 음식으로 배부르게 잘 먹는다.

- 제 3원칙 : 취침 전 6시간 이상 금식한다. (밤 10시에 잘 경우 오후 4시까지 섭취 종료)

- 제 4원칙 : 불필요한 간식을 섭취하지 않는다. (물, 소금, 허브차, 영양제는 섭취 가능하다.)

> 음식이 입에서부터 소장에서까지 소화되는 데 6~8시간 이상 걸립니다.

✓ 예외

- 가끔은 간식을 먹어도 됩니다.

- 1끼만 먹었어도 배가 고프지 않고 컨디션이 좋은 날에는 굳이 더 먹지 않아도 됩니다.

- 가끔 필요하거나 불가피할 때는 3끼도 괜찮습니다.

- 처음부터 끼니수를 줄이는 게 힘들다면
  <3끼 잘 챙겨 먹기 + 취침 전 6시간 이상 금식>부터 1달 이상 적응해보세요.

- 한번에 많이 못 드시는 분은 <2끼 + 간식> 또는 <3끼>에 나눠서 드셔도 됩니다.

- 운동량 또는 신체 활동량이 많은 사람은 3~4끼를 먹어도 괜찮습니다. 다만, 장기간 끊임 없이 소화를 할 때 소화 시스템에 가해지는 부담은 고려할 필요가 있습니다.

- 감량할 체지방이 많고, 1끼만 먹어도 컨디션이 좋다면 1일 1식을 기본으로 해도 괜찮습니다. 대신, 먹을 때 충분히 다양한 영양소를 섭취하고, 가끔씩 2끼나 간식을 섭취합니다.

✓ 시간 제한 섭취 플랜

플랜 A

기본 끼니 : 1일 2식

취침 전 6시간 이상 금식

> 예시1) 06시 오전식 - 12시 오후식
> 예시2) 09시 오전식 - 15시 오후식

플랜 B

기본 끼니 : 1일 2식 + 간식

취침 전 6시간 이상 금식

> 예시1) 06시 오전식 - 12시 오후식 - 3시 간식 - (9시 이후 취침)
> 예시2) 09시 오전식 - 12시 간식 - 3시 오후식 - (9시 이후 취침)

플랜 C

기본 끼니 : 1일 1식 (+간식)

취침 전 6시간 이상 금식

> 예시1) 12시 식사
> 예시2) 09시 식사 - 14시 간식

플랜 D

기본 끼니 : 1일 3식

취침 전 6시간 이상 금식

> 예시) 08시 오전식 - 12시 점심 - 16시 오후식 - 22시 이후 취침

STEP_04-9 산책 시작하기

편한 시간에 가까운 공원이나 산책로 등을 20분 이상 산책하세요. 휴대폰 없이 명상하듯 걷는 것도 좋고, 좋아하는 음악이나 방송을 들으면서 걷는 것도 괜찮습니다.

산책 시간별 다양한 장점이 있습니다.

* **아침 산책** : 대사를 빠르게 깨우고 체순환을 촉진할 수 있으며, 하루를 건강하게 시작한데서 오는 뿌듯함과 안정감이 좋습니다.
* **낮 산책** : 몸으로 햇빛을 충분히 쐴 수 있으며, 하루 중간의 휴식을 통해 저녁 시간을 더 잘 보낼 수 있습니다.
* **저녁 산책** : 긴장된 몸과 마음을 이완하며, 하루를 마무리하고 숙면을 유도할 수 있습니다.

STEP_04-10 주 4일 이상 15분씩 햇빛 쐬기

주 4일 이상 15분씩 햇빛을 쐬면 다양한 대사 과정에서 중요한 역할을 하는 비타민D가 합성됩니다.

비타민D는 칼슘 흡수를 촉진해 뼈와 치아 건강에 중요하며, 면역력과 심혈관 건강, 마음 건강에도 중요한 요소입니다. 햇빛은 긍정적 감정과 관련된 신경전달물질인 세로토닌의 분비를 촉진하고 (우울한 이유가 햇빛을 쐬지 않았기 때문일 수 있습니다.) 일주기리듬을 조율하여 숙면을 유도합니다.

주 3회 이상 하루 15분 정도 최대한의 신체 면적으로 햇빛을 쐬세요. 창문이나 방충망을 통해서 햇빛을 쐬는 경우 자외선의 일부가 필터링되면서 효과가 감소할 수 있으니 가벼운 복장으로 산책하거나 창을 열고 최대한 빛을 쐬시는게 좋습니다.

STEP_04-11 요리 시작하기

매일 최소한 하루 1끼는 직접 좋은 재료로 요리해서 든든하게 드세요. 남이 해주는 음식에는 설밀나튀 등의 문제의 물질이 들어있을 수밖에 없습니다. 직접 요리를 해먹을수록 건강 개선 효과를 더 많이 볼 수 있고 과정 자체도 쉬워집니다.

낮 시간 동안 집밖에서 일을 하는 직장인이라면 전날 저녁 또는 이른 아침 시간을 활용해서 먹을 음식을 챙기면 됩니다. 상황 통제가 가능한 아침에 가장 좋은 식사를 먹고 나가는 것을 추천하며, 도시락을 챙겨서 나간다면 더욱 좋습니다.

STEP_04-12 월 1~2회 장기 단식하기

✓ 장기 단식 가이드

- 건강한 사람은 한 달에 1번, 비만 등의 대사 문제가 있는 분은 한 달에 2번 정도 24시간 이상의 단식을 실행합니다.

- 단식 전 마지막 식사에 좋은 음식을 (탄수화물이 과하지 않게) 잘 챙겨 먹고 단식을 시작합니다.

- 단식 시간 동안 소금, 물, 차, 블랙커피, 순수한 사골국물, 칼로리가 없는 영양제를 제외한 음식물의 섭취를 제한합니다.

- 단식은 몸에 스트레스를 주기에 단식하는 동안 수면과 휴식에 조금 더 신경을 씁니다.

- 단식 종료가 가까워졌을 때 사골국물이나 채소 육수 등을 마셔주면서 소화 기관을 미리 깨워줍니다. 그리고 소화하기 쉬운 음식으로 과하지 않게 보식을 시작합니다.

- 단식을 한 기간 만큼 보식 기간으로 정하고 좋은 음식을 잘 챙겨 먹으며 단식을 마무리합니다.

- 단식을 해보고 싶다 -> 14~18시간 공복 연습(1개월 이상) -> 24~30시간 단식 첫 시도 -> 몸의 반응 확인하고 일정 기간 회복 -> 점진적으로 단식 습관 만들기(월 1회 또는 분기 1회)

- (단식 계획은 없었지만) 16시간 이상 공복 중 컨디션이 좋을 때 -> 24~30시간까지 공복 이어나가보기

✓ 케이스별 단식 가이드

- 신체 활동량이 많은 사람
: 하루에 3끼를 잘 드시고 12~16시간 정도의 공복을 유지하는 것만 하셔도 됩니다. 저녁을 5시에 먹을 경우 다음날 7시만 되어도 14시간의 공복이 만들어집니다. 대사 건강 유지를 위해 매월 또는 격월로 24~72시간 동안 단식(세포 대청소)하는 것을 추천합니다.

- 입문자
: 시간제한 섭취와 좋은 음식을 잘 챙겨 먹는 것부터 충분히 익숙해진 뒤에 단식을 시작하시는 게 좋습니다.

- 가임기 여성
: 배란 전 5일 동안(다양한 호르몬 분비가 높은 시기)과 생리 전 7~10일 동안 (프로게스테론 피크)에는 장시간의 단식을 피하세요. 가임기 여성은 단식을 생리 시작 후에 하시는 게 좋습니다.

- 단식 중 불편한 증상이 있는 분
: 단식 중 너무 컨디션이 떨어지거나, 힘이 없거나, 체온이 떨어질 경우 단식을 중단하세요. 몸에 무리를 해서 할 필요는 없습니다.

STEP_04-13 명상 습관 만들기

명상의 대표적 효과는 스트레스/불안/우울 감소, 정신 건강 개선, 뇌 기능 향상, 절제력 향상, 면역 시스템 강화, 수면의 질 향상 등이 있습니다.

다이어트를 지속하는데 실패하거나 특정 나쁜 행동을 조절하는 게 어려운 분들은 편도체가 지나치게 활성화되어 있을 가능성이 높습니다. 명상은 편도체를 안정화하고 전전두피질을 활성화하여 마음을 근력을 향상시키는데 큰 도움이 됩니다. 이렇게 마음 근력이 강해질 때 생활 습관 변화와 유지가 쉬워집니다.

명상을 어떻게 시작할지 모르겠다면 유튜브에서 자신에게 맞는 명상 가이드를 찾아보세요. 기본적으로 취침 전과 기상 직후에 하는 것을 추천하며 그 외에는 출퇴근 시간, 휴게 시간, 짬 날 때, 스트레스나 불안을 느낄 때, 운동 전후, 반신욕 중에도 가능합니다.

STEP_04-14 운동 시작하기

충분한 근력을 동원하고 심폐 기능을 쓰는 운동은 건강 유지에 매우 유익합니다. 하는 것 자체가 재미있는 운동을 찾아서 시작해 보세요. 선택 가능한 운동에는 웨이트 트레이닝, 파워리프팅, 필라테스, 요가, 맨몸운동(calisthenics), HIIT, 홈트레이닝, 자전거, 달리기, 수영, 등산, 줄넘기, 춤, 배드민턴, 탁구, 테니스, 야구, 축구, 농구, 배구, 양궁, 승마, 서핑, 펜싱, 유도, 주짓수, 태권도, 검도, 골프, 클라이밍 등이 있습니다.

 (근골격계 문제가 있을 경우) 근골격 진단 후 교정/재활 먼저 해주세요.

STEP_04 실천하기_선택

☐ 휴대폰 촬영, 셀프 스튜디오 촬영 등의 방법으로 현재 모습 사진으로 남기기

☐ 1년 뒤의 나에게 편지 쓰기

변화를 시작하는 지금, 1년 뒤의 자신에게 편지를 써보세요. 잘 보관해뒀다가 1년 뒤에 꺼내서 읽어보세요.

☐ 건강 습관 기록용 인스타그램 계정 만들기

건강 습관 기록용 계정을 만들고 여정을 기록하며 다른 사람들과 소통해보세요. 이는 좋은 동기 부여가 될 수 있습니다. (타인이 볼 수 있다는 느낌이 주는 의무감, 기록의 누적이 주는 시각적 효과, 여기에 쌓인 인사이트로 누군가에게 도움을 준다는 느낌, 소통과 연대의 힘)

✓ 포스팅 소스

☐ 수면 : 수면 기록 메모 촬영/캡쳐, 수면 트래커 화면 기록
☐ 식사 내용 : 음식 사진, 메모 촬영/캡쳐
☐ 운동 내용 : 운동 관련 사진, 운동 내용 메모 촬영/캡쳐 등
☐ 기타 신체 활동 내용 ex) 명상, 등산, 햇빛 쐬기, 산책 등
☐ 몸/마음 변화 기록
☐ 건강 검진 데이터, 체성분 데이터

☐ 정신건강의학과 또는 심리상담사를 찾아 상담 받기

특별한 마음의 문제가 있든 없든 상담을 받으며 마음을 돌아보세요.

☐ **몸에 안 맞는 음식 확인하기**

검진 기관의 검사 및 개별 식품 섭취 후 반응을 통해 자신의 몸에 안 맞는 음식을 확인하세요. 확인된 음식은 기록해두고 끊거나 주의하세요.

*안 맞는 음식이란?

1. 음식 알러지
- 특정 음식에 노출되었을 때 IgE 항체에 의해 발생하는 면역 반응입니다.
- 특정 물질에 알러지 반응이 있는 사람이 해당을 물질 섭취하면 섭취 직후 또는 수 시간 내에 다음의 반응이 발생할 수 있습니다.
- 아나필락틱 쇼크 피부 반응(간지러움, 두드러기, 아토피, 여드름 등), 천식, 비염 등의 염증성 질환, 붓기(특히 목/혀/눈), 호흡 불편, 메스꺼움, 구토, 설사, 두통, 브레인 포그(멍한 느낌), 졸림, 피로, 부정적 감정(우울, 불쾌, 불안 등)
- 검사 방법 : 혈액을 통한 IgE 항체 검사
  (MAST 검사 : 알레르기 유발 물질을 규명하는 혈액 검사로 총 IgE 항체 수치와 여러 알레르기 항원에 대한 특이 IgE 항체 수치를 측정합니다. 일반 내과에서 진행 가능하며 비용은 4~6만원대입니다.)

2. 음식 민감성/불내증
- 특정 음식을 섭취한 후 IgG 항체가 생성되면서 발생하는 문제 반응 또는 소화 문제가 발생할 때 특정 음식에 대해 민감성 또는 불내증이 있다고 말합니다.
- 특정 물질에 민감성/불내증이 있는 사람이 해당을 물질 섭취하면 수 시간에서 수 일 뒤에 다음의 반응이 발생할 수 있습니다.
- 가스, 복부 팽만, 복통, 붓기, 피부 반응, 피로, 부정적 감정
- 검사 방법 : IgG4 항체 검사(aka.음식민감성 검사)
- 기타 확인 방법 : 최대한 클린하고 단순한 식단을 유지하면서 특정 음식을 식단에 넣거나 제외하며 문제 증상의 유무를 확인합니다.

> 여러분에게 중요한 건강 문제를 주로 다루는 기능의학 병원을 검색해서 찾아가 검사를 하는 것도 좋습니다. 기능의학을 공부한 의료진은 기본적으로 음식 민감성 이슈를 중요하게 보는 경향이 있어서 조금 더 유효한 조언을 줄 가능성이 있습니다. 단, 기능의학 병원이라고 해서 그곳에서 내리는 처방이 무조건 옳다는 것을 보장할 수 없으며, 사적인 욕심이 앞서는 의사도 존재합니다. 그렇기에 여러분이 항상 똑똑하게 판단하셔야 합니다.

☐ **김주환 교수님 콘텐츠 공부하기**

김주환 교수님의 유튜브 채널이나 도서 <내면소통>의 콘텐츠를 따라서 공부하고 마음 훈련을 해보세요.

☐ **감사일기 쓰기**

취침 전 하루를 돌아보면서 그날 감사했던 내용 5가지를 일기나 노트에 적으세요.

☐ **자연이 있는 곳으로 여행가기**

인간은 자연과 멀어지면서 길을 잃는 것 같습니다. 도시에서 살고 있다면 한 달에 한 번 정도는 자연이 있는 곳으로 떠나보세요. 편안하게 비우고 쉬다가 돌아오세요.

☐ **간헐적 디지털 단식(Intermittent Digital Fasting)하기**

가끔씩 24시간 이상 전자기기를 꺼두세요.

☐ **월 1회 이상 등산하기**

좋은 산들을 찾아 여기저기 가보세요. 체력이 부족하다면 작은 동산부터 시작해보세요.

☐ **휴대폰 사진 파일 정리하기**

휴대폰에 정리되지 않은 사진과 영상이 많다면 외장하드를 사서 폴더별로 파일을 정리해보세요. 필요한 사진들은 인화를 해서 앨범을 만드는 것도 좋습니다.

☐ **매일 30분 독서 시작하기**

매일 30분씩 책을 읽으세요. 아침 루틴 또는 저녁 루틴에 넣어도 좋습니다. 휴대폰을 끄고 책을 읽으시는 것을 추천하며, 매일 특정한 시간에 카페에 앉아 차분하게 책을 읽는 루틴을 만드는 것도 좋습니다.

- [ ] **소중한 사람에게 요리 선물해보기**

    직접 재료를 다듬고 만든 요리를 소중한 분들에게 선물해보세요. 밀폐 용기나 지퍼백에 담아서 직접 또는 택배로 전해 보세요. 그 과정에서 주고 받는 감정이 아마도 행복일 겁니다.

- [ ] **주변 사람에게 도시락 선물해보기**

    도시락을 싸는 분이라면 다른 사람의 도시락도 함께 만들어 보세요. 내 것을 만드는 김에 조금 더 만드는 건 그리 어렵지 않으니까요. 마음에 맞는 사람들끼리 도시락 계를 하는 것도 좋습니다.

- [ ] **미워하고 있는 사람 이해해보기**

    미워하는 마음은 누구에게도 도움이 되지 않습니다. 사람들을 용서하는 건 그 자체로 옳고 건강에도 좋습니다. 사람들을 바라볼 때 다음의 3가지를 표현을 사용해 보세요. '오죽하면~', '그럴 수도 있지~', '어쩌겠어~'. 누구나 지옥길을 걷고 있을 수 있습니다.

- [ ] **경제적 여유를 만들기 위한 공부 주제 찾고 공부 시작하기**

    돈은 인생을 살아가는 데 중요한 자원입니다. 건강하게 살기 위해선 기본적인 돈이 필요합니다. 게다가 100세 시대를 오랫동안 잘 살아가기 위해서 경제적 여유를 만드는 것은 더욱 중요해졌습니다. 부지런히 공부하세요. 공부에 늦은 나이는 없습니다.

- [ ] **취향 기반 모임 참여해서 다양한 사람들 만나고 대화하기**

    좋은 사람을 만나려면 기본적으로 2가지를 해야 합니다. 그것은 '좋은 사람이 되는 것'과 '좋은 사람들이 있는 환경에 노출되는 것'입니다. 자신과 비슷한 관심사나 가치관을 가진 사람들이 있을 가능성이 높은 모임을 찾아보세요. 운동이나 취미 동호회를 알아볼 수 있고, 최근 유행하는 관심사 기반 모임 서비스도 좋습니다. (예시 : 넷플연가 netflix-salon.com / 제 친구가 운영하는 서비스입니다.)

STEP_05 회고하기

12주의 여정을 무사히 마쳤다면
STEP01에서 질문하고 답했던 것들을 읽어보며
질문에 다시 답해보세요.
노트에 작성하셔도 좋고,
스타일스 다이어트 플래너의 STEP05에
작성하셔도 됩니다.

What is the difference

그때와 지금 무엇이 달라졌는지
STILES MEPP의 항목
(수면, 식단, 운동 습관, 마음, 환경, 인간 관계, 놀이)을
기준으로 정리해보세요.

스타일스맵
다이어트의 목적지

Destination

스타일스맵 다이어트의 목적지는
자유롭고 평안한 삶입니다.

자유로워지기 위해선
건강 습관이 수단이 아니라 목적이 되어야 합니다.
어떤 행동이 수단이라는 것은
어떤 목적을 달성하기 위해서 그 행동을 한다는 것이고,
어떤 행동이 목적이라는 것은
그 행동 자체가 지향하는 바라는 의미입니다.

> 푹 자고 일어났을 때의 충만한 기분,
> 좋은 음식을 먹었을 때의 든든함,
> 숨 가쁘게 운동하면서 땀을 흘리고 느끼는 개운함,
> 스스로 약속한 일을 잘 마치고 느끼는 뿌듯함,
> 좋은 사람들과 마음을 주고받을 때의 따뜻함.

스타일스맵 다이어트를 하면서 이런 순간들을 경험하게 될 겁니다. 이런 일들을 반복해서 경험하다보면 언젠가 그것들이 삶의 자연스러운 일부가 되고 굳이 생각하지 않아도 하게 되는 습관이 될 것입니다.

이 글을 읽으시는 분이 지금까지 어떤 삶을 살아오셨는지 알 수 없습니다. 다만 여기까지 오시는 여정이 쉽지는 않았을 거라고 생각합니다. 이제 조금씩 평안을 찾아나가시길 바랍니다.

생활습관이 잡히고, 몸이 건강해지고, 삶이 안정화될수록 조금씩 마음의 여유가 생길 겁니다. 자신을 더 좋아하게 되고 잘 돌보게 될 겁니다. 그럴수록 외부의 시선과 결과적 요소로부터 자유로워질 겁니다. 그동안 몰랐지만 사실 이미 여러분 안에 있었던 잠재력을 보게 될 겁니다. 삶이 주는 즐거움과 어려움을 한껏 누릴 수 있게 될 겁니다.

온전히 자유롭고 평안한 상태. 이게 바로 제가 구축하고 있는 새로운 건강 패러다임의 목적지입니다. 이 방향이 옳다는 생각이 드신다면, 저와 같이 걸어가시죠.

여기까지 잘 오셨습니다. 오랫동안 기다리고 있었습니다.

이게 지난 8년간 공부하고 사람들을 만나며 고민한 결과물이자 지금의 제가 가진 가설입니다. 이 자료가 여러분이 자유롭고 평안하게 사시는데 작게나마 도움이 되길 바랍니다. 언젠가 직접 뵙는 날이 있을 겁니다. 그때 반갑게 인사해주시면 악수를 청하겠습니다. 그날까지 몸과 마음 잘 돌보며 평안하게 지내시길 바랍니다. 멀리서 응원 보내겠습니다.

최겸 드림 *Ayum Choi*

P.S.

한 가지 도움을 요청합니다. 이 자료를 주변에 공유해주세요. 분명 오늘도 어딘가에서 누군가는 잘못된 다이어트를 하면서 몸과 마음을 망가뜨리고 있을 겁니다. 이 자료가 그런 분들의 삶에 닿는다면 큰 변화를 만들 것입니다. 활동 중이신 SNS, 커뮤니티, 또는 단톡방에 이 자료의 다운로드 링크를 공유해주셔도 좋습니다.

이 자료는 중요한 핵심 내용을 누구나 쉽게 이해할 수 있도록 쓰였습니다. 상세한 내용은 유튜브, 인스타그램, 후속 저서를 통해서 계속 전달하겠습니다. 그 외에도 실전에 필요한 자료들을 부록으로 만들어서 공유하겠습니다. (카카오톡 친구 추가 잊지 마세요.)

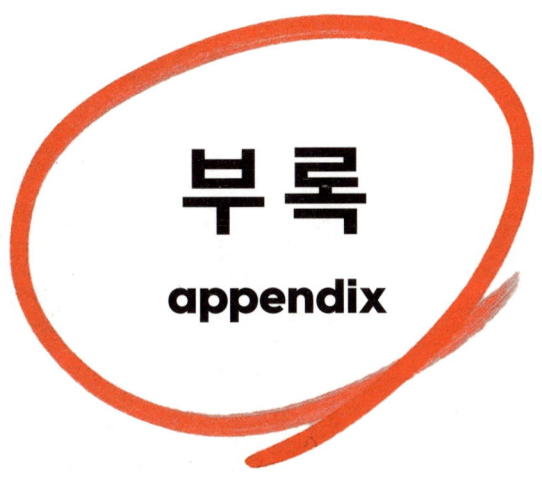

About Life

삶에 대한 생각들

건강 습관 변화를 시작하기 전에 삶을 정확하게 이해하는 게 필요합니다.
왜냐하면 우리가 하는 모든 행위는 삶이라는 맥락에서 일어나기 때문입니다.
삶을 제대로 바라보지 못하고 단순히 습관 개선만 실행하면 길을 잃을 수 있습니다.

아래에 제가 삶에 대해서 느낀 것이 있을 때 썼던 에세이 몇 편을 담았습니다.
지극히 개인적이고 부족한 생각이지만 누군가가 삶을 제대로 바라보고 정돈하는데
조금이나마 도움이 되길 바라는 마음으로 공유합니다.

1. 우리는 결국 죽는다.

이 사실은 인간이 인생에서 올바른 방향으로 나아가게 만드는 이정표와 같다. 어떻게 살지 고민할 때 죽음의 순간을 상상해보는 게 도움이 된다. 지금 당신이 죽음을 앞둔 상황이라고 가정해보자.

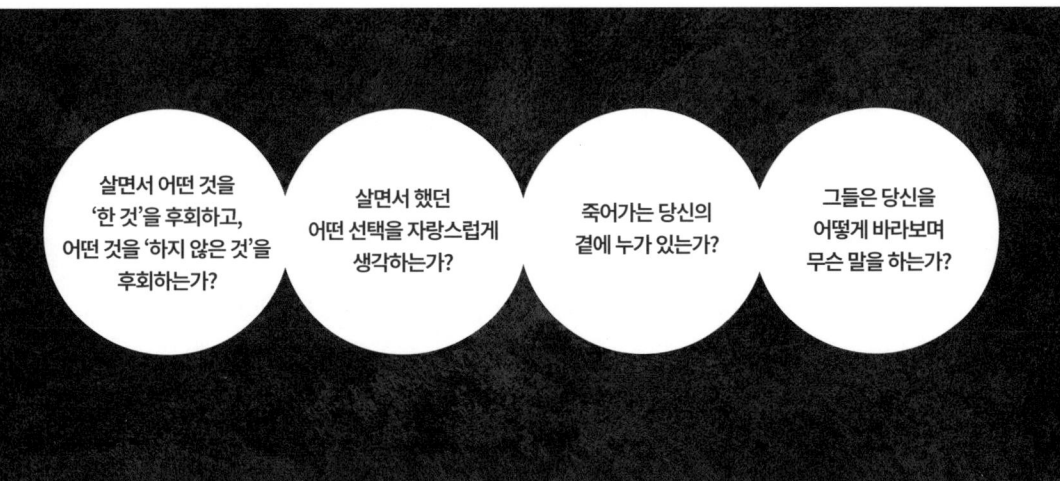

나는 이 고민을 10대 후반부터 20대 초반 사이에 여러 차례 했다. 그때 내렸던 결론은 살면서 '가지지 못한 것'이 아니라 '하지 않은 것'을 더 후회할 것 같다는 것이다. 이런 결의 생각들 말이다.

Life is short.

그 사람에게 더 잘해줄 걸
더 표현할 걸
사랑한다고 말할 걸
그 사람의 손을 잡아줄 걸
그 사람을 안아줄 걸
사과하고 용서할 걸
거기 가볼 걸
몸이 더 쇠약해지기 전에 그걸 해볼 걸
젊을 때 그곳에 가볼 걸
그것 시도해볼 걸
더 노력해볼 걸
그때 포기하지 않고 끝까지 해볼 걸

2. 삶은 그냥 여행이자 모험일 뿐이다.

　삶의 목적은 행복 추구가 아니다. 행복은 그 여정에서 산들바람처럼 가끔 불어오는 것일 뿐이다. 행복을 좇거나 무언가를 달성하거나 얻으려는 집착을 가지면 행복은 오히려 멀어진다.

　우리가 반드시 좋은 삶을 살아야 하는 것은 아니다. 애초에 좋은 삶에 정답이 있는 것도 아니다. 우린 그냥 태어난 김에 사는 것이며, 굳이 삶이라는 기회를 부여 받은 김에 어떻게 살아볼지 정하는 것이다.

　나는 누군가가 삶의 목표를 정한다면 "좋은 여행을 하듯 살다가 때가 되면 가는 것" 정도가 좋다고 생각한다.

3. 건강하게 잘 사는 것에 대한 생각

　다음의 QR을 클릭하면 관련해서 강의했던 영상을 보실 수 있습니다.

　우리의 '삶'을 건물에 비유해보자. 사회 시스템(교육, 행정, 치안, 복지, 의료)이 지붕처럼 우리의 삶을 막아주고 있다. 수면, 영양, 운동은 핵심 기둥이다. 잘 자고, 잘 먹고, 잘 움직이는 것. 이 행위들이 안정적으로 이루어져야 삶이 안정적으로 작동할 수 있다.

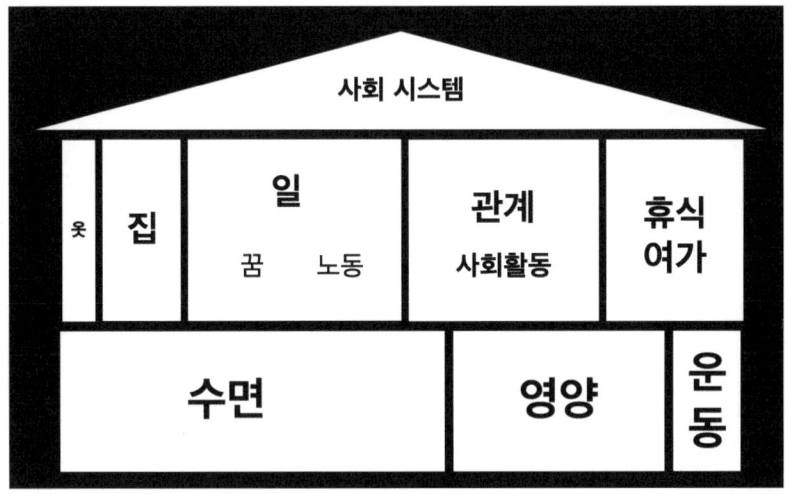

이 그림에 담긴 요소들은 서로 긴밀하게 영향을 주고 받는다. 한 가지가 불안정하면 건물 전체에 영향을 미친다. 문제가 심하면 건물이 흔들리거나 무너질 수 있다. 그런 상황에선 다이어트도 실패할 수 밖에 없다. 그렇기에 다이어트에 성공하기 위해선 삶부터 바로 잡아야 한다.

각자 자신의 삶을 그림으로 그려봐야 한다. 그림을 통해 자신의 삶을 구성하는 요소들을 명확하게 정리하고, 우선 순위를 배정하는 작업이 필요하다.

4. 세상은 아름답지도 만만치도 않다.

세상은 평화롭거나, 아름답거나, 공정하거나, 순수한 동화 같은 공간이 아니다. 인간은 이기적이고, 충동적이고, 나약하며, 불안정한 존재다. (나도 그 중 하나다.) 그런 인간이 구성하는 사회에는 더욱 문제가 많다. 우리가 살아가는 세상은 동물 다큐멘터리에서 보이는 야생과 그리 다르지 않은 공간이다.

야생의 동물은 먹고 살아남기 위해 치열하게 움직인다. 사냥을 하든, 식물을 찾아 먹든, 물을 마시든, 싸우든, 도망치든. 그렇지 못하면 오래 굶고, 약해지다가, 강자에게 먹히거나, 죽는다. 이게 원래 동물의 삶이다.

"약육강식", "적자생존"은 이 세상의 기본 룰이다. 약하거나 경쟁력이 없으면 공격 받거나, 무언가를 뺏기거나, 노력해도 원하는 것을 얻을 수 없거나 기회 조차 얻을 수 없다. (혹시 당신이 평화롭고 아름답게 살고 있다면 당신 또는 당신의 가족이 이미 사회 경제적 자원을 확보했기 때문일 것이다.)

그리고 세상은 그렇게 공정하지 않다. 사회에는 법이라는 장치가 있지만 이것은 불완전하며 모든 것을 지켜주진 않는다. 어느 정도 인생을 살아봤다면 현실 세계에서 힘과 자본이 법과 정의 위에 앞서는 경우가 꽤 많다는 것을 보기도 했을 것이다.

핑계 대거나 징징 대지 마라. 안전 지대에 편안하게 숨어서 불평하면서 자위하지 마라. 당신을 구하고, 스스로를 돌보고, 성장시킬 사람은 당신 밖에 없다. 똑바로 정신 차리고 현실을 직시해라. 그리고 움직여라. 야생의 동물처럼. 스스로 자원을 충분히 확보해야 한다. 강해져야 한다. 그래야 스스로와 주변 사람을 지킬 수 있다.

5. 건강하게 살려면 사회 경제적 자원을 적절히 확보해야 한다.

당신이 성인이며 남(내가 아닌 모든 존재)에게 경제적으로 도움을 받는 상황이 아니라면 움직이고 일해야 한다. 적절한 노동을 통해서 사회 경제적 자원을 확보해야 한다. 그래야 생존할 수 있고, 삶이라는 여행을 건강하고 평안하게 할 수 있다. 확보한 사회 경제적 자원은 다음과 같이 쓰일 수 있다.

1. **영양** : 에너지 공급, 체성분 합성, 대사 반응
2. **주거** : 안전하고 편안한 휴식, 쾌적한 숙면, 요리/식사, 업무, 사교, 취미 생활, 학습
3. **의료** : 검진비, 치료비, 건강 보험료
4. **교육** : 자신과 가족 구성원의 성장, 역량 강화, 수입 증가 (→ 건강한 삶에 재투자하는 선순환)
5. **신체 활동** : 피트니스 시설 이용, 피트니스 관련 교육 수강, 스포츠 활동, 레크리에이션, 여행, 등산
6. **여가, 휴식 활동**
7. **사회적 상호작용** : 사회적 활동 참여, 사회적 관계 형성 및 유지, 주변 사람들 챙기기
8. **스트레스 감소** : 재정적 안정은 금전적 걱정과 관련된 스트레스를 줄인다.

6. 쪽팔림은 감수하고, 주변 사람들의 말은 흘려들어라.

인생을 바꾸기로 결심한 사람이 해야 하는 것 중 하나는 쪽팔림을 감내하는 것이다. 원래 무언가를 시작했을 때는 불완전하고 보잘 것없기 때문이다. (인터넷에서 구글, 애플, 아마존, 이케아, 스타벅스 등의 회사들의 초창기 이야기를 찾아보길 바란다. 유명한 사람들의 초창기 모습을 찾아보거나, 유명한 유튜버들의 가장 초기 영상을 보는 것도 좋다. 지금과 달리 많이 촌스럽고 엉성할 것이다.) 잘 사는 것도 마찬가지다. 그런 시절을 건너뛰고 잘 될 수는 없다. 그냥 원래 그렇구나 하고 쪽팔림을 감수하고 나아가야 한다.

당신이 어떤 목표나 꿈을 가지고 있을 때(다이어트 포함) 삶에서 무언가를 이뤄본 적 없는 사람에게 이야기하면 그 일이 실패할 수밖에 없는 이유만 늘어 놓으며 당신을 단념시킬 것이다. 그 이유는 다양하다. 그들이 믿고 있는 상식과 다른 것을 행하기 때문일 수도 있고, 현실에 안주한 자신과 달리 당신이 노력하는 것을 보면서 어딘가 모르게 마음이 불편하기 때문일 수도 있다. 보통은 진심으로 당신을 생각해서가 아니라(당신을 생각해서라고 말할테지만) 당신이 잘 되는 것을 무의식적으로 싫어하거나, 자신의 세계관에서는 그런 일이 정말 가능하다고 생각하지 않기 때문이다.

물론 당신의 꿈이 틀릴 수도 있다. 당신이 정말 그런 일을 해내지 못할 사람일 수도 있다. 그런데 당신이 충분히 고민해봤고 실패하더라도 시도해볼 가치가 있는 것이라면 해라. 당신이 충분히 공부하고 고민했다면, 그리고 간절하다면 주변 이야기는 흘려 들어라. 결국 선택도 결과도 당신의 몫이다.

참고로 내가 여기까지 나아오는 과정에서 했던 대부분의 선택을 주변 사람들이 반대하거나 무시했다. (한번도 그러지 않았던 사람은 어머니와 공동창업자 친구 밖에 없다.) 나는 8년 전부터 정말 많은 사람들에게 열띠게 내 생각을 이야기했다. 내가 전통 영양학이나 다이어트 패러다임에 대해서 발견한 오류, 현재 식품 환경의 심각한 문제와 이 문제를 해결하기 위한 전략, 유튜브 채널의 기획, 오랫동안 집필했던 책(다이어트 사이언스 2022) 등에 대해서 이야기하면 항상 돌아오는 건 미적지근한 반응이나 그게 될 리가 없다는 이야기였다. (씁쓸하게도 많은 사람들이 정작 궁금해 했던 건 구독자 숫자나 회사의 매출이었다.)

그래서 나는 어느 시점부터 사람들에게 내 꿈을 이야기하는 것을 멈췄고, 사람들을 만나는 것도 멈췄다. 그냥 조용히 미친듯이 실행만 했다. 누가 어떻게 되고 있냐고 물어보면 그냥 열심히 하고 있다고만 했다.

그렇게 8년이 지난 지금 돌아보면 내가 꿈처럼 이야기했던 것 중 많은 것들이 실제로 이뤄져 있다. 이젠 사람들의 반응과 태도가 많이 다르다. 이젠 나의 '터무니 없는' 생각들이 존중 받는 것을 느낀다. 결과로 증명했으니까.

당신에게 높은 목표가 있으면 굳이 남에게 설명하지 마라. 조용히 시작하고 끝까지 해내서 결과로 증명해라.

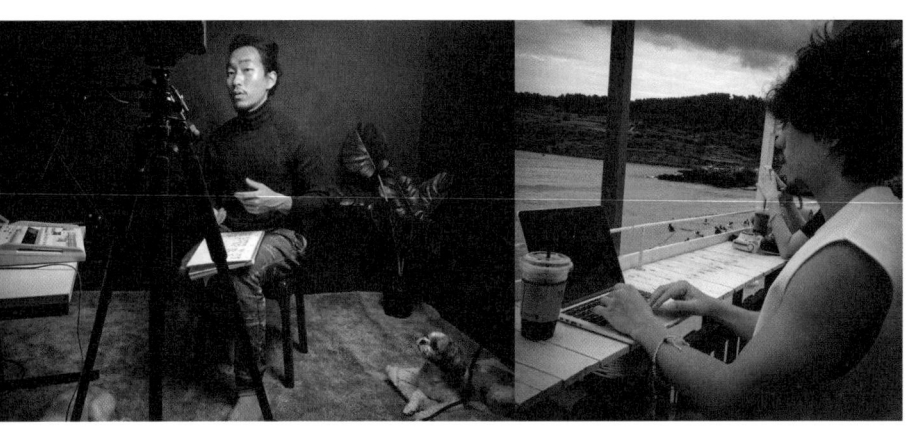

좌 : 퇴근 후 한밤 중 유튜브를 찍었던 모습(2019년)   우 : 휴가지에서도 일을 했다(2017년)

7. 행복과 쾌락을 구분하라.

행복과 쾌락은 복잡하게 연관되어 있어서 깔끔하게 정리할 수 없는 개념이다. 하지만 최소한의 개념적 이해를 돕기 위해 어느 정도의 논리적 정합성을 포기하고 아래와 같이 단순화한다.

이 내용을 정리하는 과정에서 김주환 교수님께서 큰 도움을 주셨다.

	찐행복 (Pure Happiness)	복합적 행복 (Happileasure)	쾌락 (Pleasure)
원천	- 자기 존중, 타인 존중 - 긍정적 관계 - 타인을 아끼고 도움을 주는 것 - 사랑/수용/존중/감사 - 목적 의식과 노력을 통한 목표 달성 행위 - 삶 전반의 성장/만족 - 긍정적 건강 관리 행위 - 사랑하는 이와 함께 눈 뜨는 것	- 사회적 관계 - 운동, 스포츠 - 춤 - 교감 속 스킨십 - 새로운 경험, 여행 - 자연 속에서의 활동 - (일부) 엔터테인먼트 - 창작 활동 - 긍정적 관계 - 육아 - 노력을 통한 성취, 성장 (ex.오랜 훈련을 통해 데드리프트 200kg을 들었을 때의 쾌감과 행복감)	- 고보상 식품 (ex. 단 음식, 설밀나튀술, 고탄수 고지방 음식, 조미료) - 담배 - 마약 - (일부) 엔터테인먼트, 가십 - SNS 좋아요 - (교감 없는) 스킨십, 자위, 포르노 - 복권 당첨 - 폭력 - 스포츠 관람 (ex.응원팀의 득점) - 투자 재화 (주식, 비트코인, 부동산 등) 가치 상승 - 유명세
뇌 상황	- 전전두피질 활성화 (인지적 뉴럴 네트워크와 연관)	- 전전두피질 + 보상 시스템 모두 활성화	- 보상 시스템 활성화 (도파민 등의 신경전달물질의 작용과 관련)
느낌	- 포근, 잔잔, 안정감 "WOW....."	-	- 강렬, 불안정 "WOW!"
지속 양상	- 상대적으로 길게 지속 - 자극이 없어져도 느낄 수 있음	-	- 짧음 - 자극이 부재하면 사라짐
이후 느낌	- 하고 나서도 좋음 - 충만감/충분감	-	- 하고 나면 부정적 감정 - (자극이 사라지면) 더 원하게 됨 ex. 술이 깨면 더 마시고 싶음. 바삭한 감자칩을 5조각만 먹을 수는 없음
이후 결과	- 몸과 마음을 더 건강하게 만듦 - 삶이 더 나아지게 만듦	-	- 적절하게 통제하지 않으면 건강이 나빠짐 - 적절하게 통제하지 않으면 삶이 나빠짐 - 중독 위험
기타	- 충만함 수반 - 돈으로 사기 힘듦 - 장기적 결정 - 자기 통제 필요 - 동기부여 효과	-	- 돈으로 살 수 있음 - 단기적/근시안적 결정 - 장기적 목적 의식 부재 - 동기부여 효과

8. 몸과 마음이 건강한 사람들을 가까이 해라.

당신 주변에서 가장 가까운 사람(가족, 친구, 연인, 동료) 5명의 평균을 내면 그게 당신이라는 이야기가 있다. 가까운 사람들의 몸과 마음의 상태, 생활 습관, 언어와 행동, 사회/경제적 상태의 평균을 내보길 바란다.

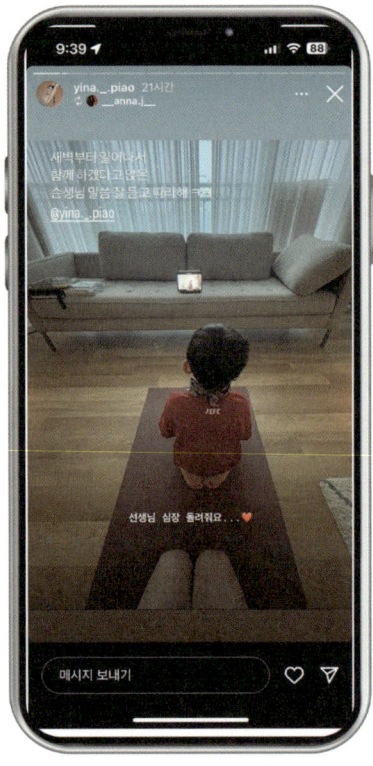 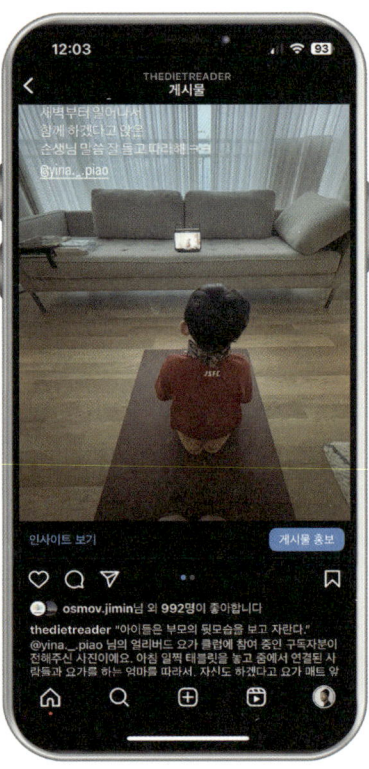

당신이 새벽에 줌으로 요가 수업을 듣고 있으면, 당신의 자녀가 눈을 비비고 일어나 당신의 요가 매트 위에 올라가서 따라할 수도 있다.

✓ *Who you are depends on who you meet*

당신의 부모님이 가공식품이나 외식을 즐기는 사람이면,
당신도 그런 사람일 가능성이 높다.

당신이 빵, 과자, 달콤한 음료수, 아이스크림을 집에 두고 먹는 사람이면,
당신의 (현재 또는 미래의) 자녀도 그런 습관을 가질 가능성이 높다.
(시작이 백지 같은 아이들의 상태 변화는 너무 명확하다.)

당신의 부모님이 건강하게 요리하는 집밥을 중요하게 생각하는 사람이면,
당신도 그런 음식을 좋아할 가능성이 높다.

당신과 당신의 배우자의 취미가 휴대폰이나 컴퓨터를 보는 것이라면,
당신의 자녀의 취미도 비슷할 가능성이 높다.

당신과 당신의 배우자가 저녁 시간에 공부하거나 책을 읽는다면,
당신의 자녀도 그런 활동을 즐길 가능성이 높다.

당신의 부모님이 자신과 타인을 존중하고 감정을 솔직하고 주고 받을 수 있는 사람이면,
당신도 그럴 가능성이 높다.

당신이 자주 만나는 친구들이 맛있는 커피, 디저트, 빵을 좋아한다면,
당신도 그들을 만날 때 그런 것들을 많이 먹을 가능성이 높다.

당신의 친한 친구들이 운동을 하지 않는 사람들이면,
당신도 운동을 하지 않을 가능성이 높다.

당신이 자주 만나는 친구들이 헬스, 필라테스, 요가, 등산, 또는 러닝을 즐기는 친구들이면,
당신도 그런 활동을 함께 할 가능성이 높다.

당신의 연인이 술을 자주 마시는 사람이면,
당신도 술이나 늦은 식사를 자주 섭취할 가능성이 높다.

당신의 가장 친한 친구들이 모여서 남을 흉보거나 비교하기를 좋아하는 사람이면,
당신도 그런 식으로 세상을 바라볼 가능성이 높다.

이때 뭔가 불편하다면 당신의 선택은 둘 중 하나다. 현실을 부정하면서 살던 대로 살거나. 당장 집밖으로 나가 산책을 하면서 생각을 정리하고 돌아와 집을 청소하고, 깨끗하게 씻고, 따뜻한 차를 내리고, 노트를 펴서 삶을 돌아보기 시작하거나.

9. 결과보다 과정이 더 소중하다.

언젠가 깨달았다. 삶에서 무언가를 얻거나 어딘가에 도착하는 게 엄청 중요할 것 같지만 사실은 그렇지 않다는 걸. 인생의 아름다움은 대부분 과정에 있다.

이전에 했던 여행을 한번 떠올려보면 쉽다. 여행이 주는 대부분의 즐거움은 목적지에 도착하는 것에 있지 않았다. 여행의 진짜 재미는 여행지를 고르고, 준비하고, 계획하고, 설레하고, 출발하고, 예상치 못한 일들과 여러 난관들을 거치는 과정에 있었다. 그중 제일 소중한 건 좋은 사람 또는 좋은 순간을 만나는 것에 있었고(도대체 어떻게 그런 우연들이 일어났을까 참 신기하다.)

30대가 되어서 삶이 하나의 여행이란 걸 알아채고 나선 세상이 다르게 느껴진다. 매일이 여행 같다. 하루하루가 얼마나 사랑스럽고 아까운지 모른다. 그러니 자연스럽게 몸에서 불필요한 힘이 빠진다.

사실 엄청 불안하고 힘들던 시절엔 그 시절이 빨리 지나갔으면 좋겠다고 생각했다. (혹시 당신이 지금 힘들다면 그렇게 생각하고 있을 것이다.) 그런데 지금 돌아보면 그 순간들이 있어서 지금 이 여행이 만들어진 것이다. 그 과정이 없었다면 나는 지금 그냥 방구석에 앉아 있을 뿐 아무 일도 일어나지 않았을 것이다.

무엇을 달성했거나 남겼는지는 그리 중요하지 않을 지도 모른다. 중요한 건 그 여정이 어땠느냐다. 그 과정에 무슨 일들이 있었고, 어떤 생각과 감정이 나를 흘러갔으며, 또 누구와 어떤 이야기를 주고 받았는가.

재미있었거나,
의미있었거나,
아름다웠거나,

이 세가지 조건 중 하나라도 해당된다면 끝이다. 암만 생각해도 이게 인생의 전부다. 이걸 깨닫고 나선 참 편안하다.

그냥 오늘 하루하루 소중하게 바라보고 알아차리고 쓰고 흘려보낸다. (그렇지 않으면 나이만 들어버린 노인이 되어서 잘 기억도 나지 않는 오늘을 더듬다가 고약한 소리만 하겠지. 라떼는 말이야 하면서.) 그래서 오늘도 해가 지는 걸 보면서 20초만 서서 하늘을 조금 더 봤고, 조금 있다가 너에게 전화를 하고 하루를 물어볼 것이다.

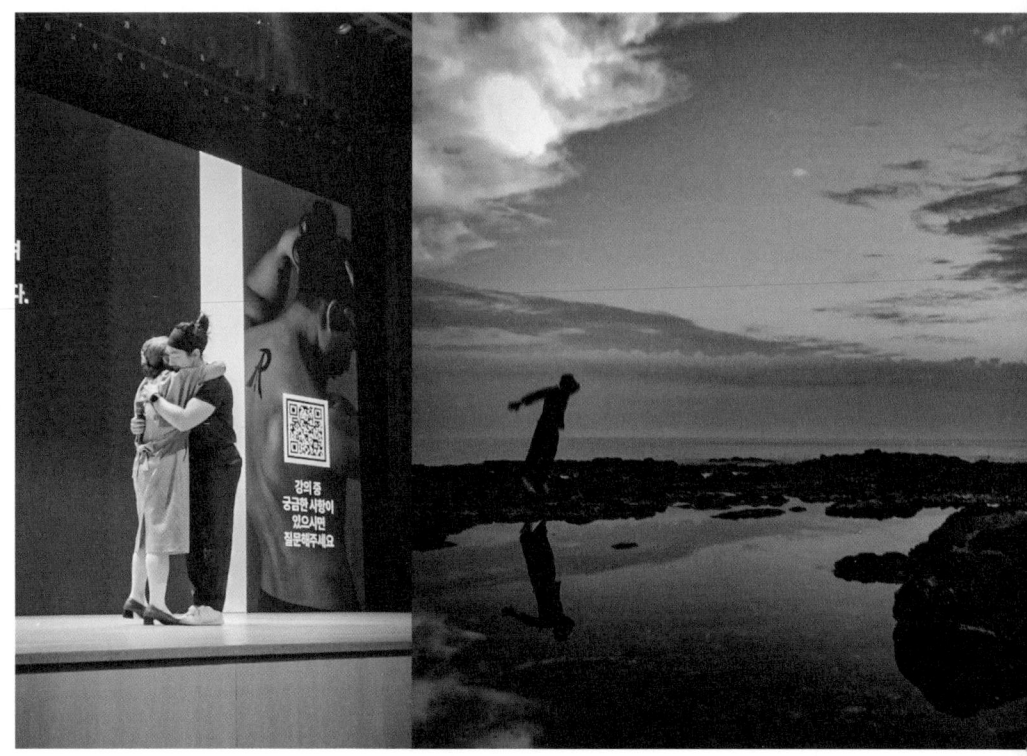

10. 이미 충분하다.

지금 시대는 인간으로서 살아가기에 절대적 조건은 어느 때보다 나은 상황이다. 우리가 느끼는 '상대적으로' 부족하다는 느낌은 허상(애초에 없는데 있는 것처럼 느껴지는 것)이다. 대부분의 인류 역사 속에서 인간에게 당연하지 않았으며 인간이 얻고자 욕망했던 것들이 지금은 대부분 충족된 상태다.

애초에 사는 게 쉬운 적이 있었던가? 없었다. 삶은 기본적으로 투쟁의 형태를 표면에 띈다. 우리의 조상은 지금에 비하면 매우 어려운 것들을 견뎌내며 살거나 견뎌내지 못하고 스러졌다. 추위, 배고픔, 전쟁(6·25 전쟁이 불과 70년 전), 폭력, 약탈 등은 대부분의 동물이 겪어오던 일이다.

불과 100년도 안된 과거를 살아가셨던 외조부모의 젊은 시절 이야기만 들어도 감탄을 하게 된다. 그런 시절을 어떻게 사셨을까하는 생각에 말이다. (절대적 결핍의 상황이 와닿지 않으면 유튜브 채널 '디스커버리픽'의 '생존 시그널' 영상 중 하나를 보길 추천한다)

현대를 살아가는 내가 그나마 겪을 수 있었던 절대적 결핍의 경험은 군대 훈련소 생활에 있었다. 사회에서 가졌던 것들이 세탁되고 삭발한 머리와 순수한 몸뚱아리만 남은 상태에서 보냈던 시간 속에서의 시간은 강렬했고 내게 많은 것을 가르쳤다.

개인의 의사나 자유는 존재하지 않는다. 명령과 규율을 따른다. 두려움 속에서 체벌을 피하며 신속하게 움직인다. 비존중, 불의, 속박, 허기, 관계적 단절, 육체적 피로 등. 심지어 그건 온전한 결핍도 아니었다. 어느 정도 안전이 담보되어 있으며 기한이 명백했으니.

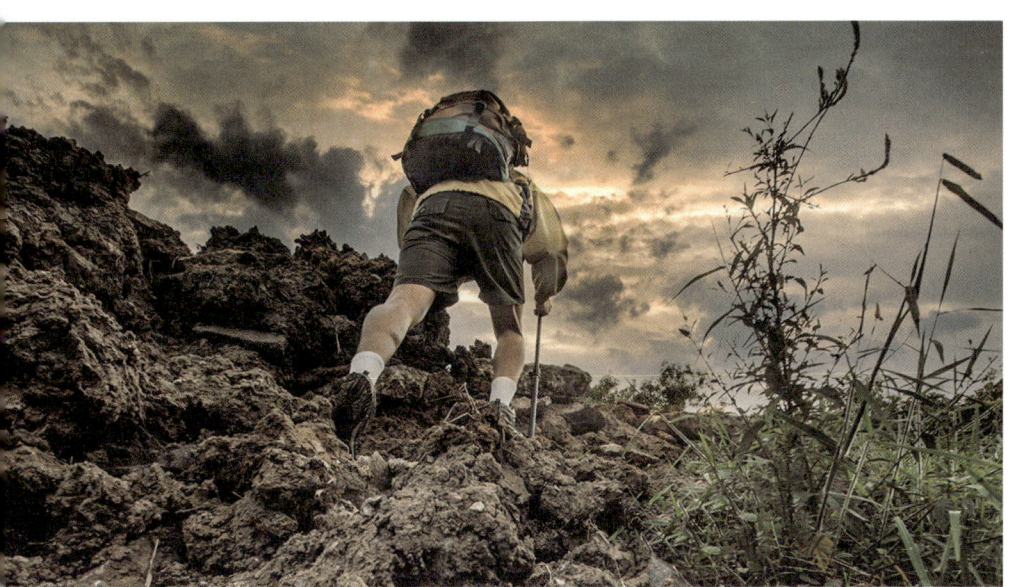

　이후에 했던 배낭여행에서도 비슷한 것들을 느낄 수 있었다. '오늘 내가 몸 뉘일 곳이 있고, 먹을 밥이 있는 것만으로도 이미 충분한 상태구나.', '사는데 많은 게 필요하지 않구나.'하는 생각들이다. 이렇게 절대적 결핍을 일시적으로 경험할 때마다 기존에 주어진 것이 이미 충분했다는 것을, 아니 부족하다고 할 수 없다는 것을 느낄 수 있었다.

　하지만 인간은 새로운 상황(나쁘든 좋든)에 도달하면 그 상황에 굉장히 빠르게 적응한다. 나라는 인간은 부끄럽게도 충족된 상태에 다시 적응한다. 과거에 정말 원하고 소중하게 여기던 것이 막상 얻어지면, 금세 그것의 존재 상태를 디폴트로 만들고 익숙하게 느끼는 것이다.

　그리고 새로운 '상대적 결핍'이 모습을 드러낸다. 이는 소중한 것을 소중하게 여기지 못하게 만들고 현실에서 우리를 분리시킨다. 이렇게 풍요 속에서 느끼는 이 익숙함과 새로운 욕망이 우리를 불행하게 만드는 것이다.

　나아가 남들의 이야기에 지나치게 잘 연결되어 있는 것도 또 다른 불행의 원천이다. 우리는 내가 갖지 못한 것을 가진 사람들을 보여주는 SNS와 미디

어에 연결되어 있다. 그래서 사실 주어진 게 충분해도 부족하다고 느끼고 무언가를 더 얻어야 할 것 같다. 그렇게 끝없는 욕망이 우리를 추동한다.

현대인의 불행은 절대적 결핍이 아니라 상대적 결핍에 기인한다. 그리고 그 결핍은 우리가 내리는 선택의 결과다. "어쩔 수 없어." 또는 "나는 원래 이래."라는 자기기만은 사실이 아니다. 모두 우리가 선택하는 것이다.

무언가 이상하게 느껴질 때마다 '잠깐'을 외치고 잠시 멈춰서야 한다. 행동과 자극의 유입을 멈춰야 한다. 이때 명상을 해도 좋고, 하늘을 올려다보거나, 주위를 찬찬히 둘러보거나, 눈을 감거나, 호흡에 집중하거나, 의도 없이 걷는 것 등 모두 도움이 되는 것 같다.

삶이 지옥인 게 아니라 내 마음이 지옥을 만들고 있는 것이다. 지옥에서 나오는 방법은 '마음'과 '움직임'의 패턴을 바꾸는 것이다. 알아차리고, 결심하고, 실행한다. 시간이 필요하겠지만 그냥 툭툭툭 한다.

이미 충분하다. 내가 가진 것도, 나를 바꿀 힘도.
그렇게 조금씩 고요와 평안을 향해 나아간다.

혹시 삶이란 게 너무 크고 막연하게 느껴졌다면,
조금이나마 손에 잡히는 느낌이 들길.
혹시 마음이 너무 불안했다면,
조금이나마 편해지길.
혹시 어디서부터 시작해야 할지 고민되었다면,
작게라도 시작해 봐야겠다는 의욕이 들길.

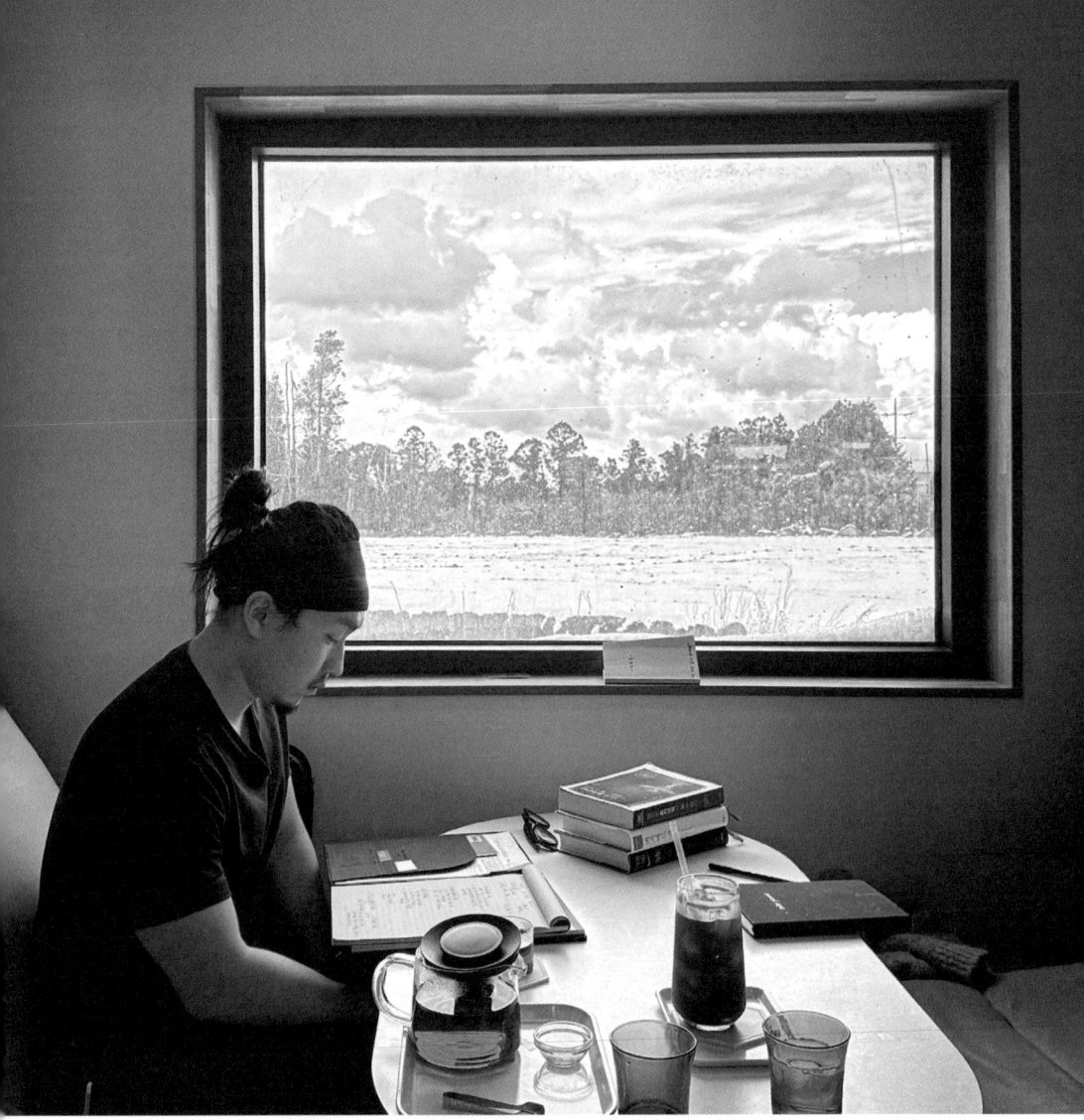

GYUMX NUTRITION GUIDE
겸엑스 뉴트리션 가이드

설밀나튀 없는 건강한 식품 가이드

나만 알기 아까운 '레시피/제품/식당'이 있다면 gyumxkorea@gmail.com로 제보해 주세요.

✓ 식재료 신호등   냉장고에 붙여두고 보세요.

지질

👍 괜찮아요
- 엑스트라버진 올리브유
- 엑스트라버진 아보카도유
- 엑스트라버진 코코넛오일
- 볶지 않고 냉압착한 들기름
- 건강하게 자란 동물의 지방 (소/돼지/생선 등)
- 아보카도
- 달걀 노른자
- 천연 버터
- 천연 기버터
- MCT 오일
- 코코넛 밀크
- 엑스트라버진 올리브유 마요네즈
- 엑스트라버진 아보카도유 마요네즈
- 카카오 버터
- 일부 견과류
- 오메가3 영양제
- 크릴 오일

😮 조심해요
- 일반 참기름
- 일부 견과류
- 비정상적으로 자란 생물의 지방
- 적절한 방식으로 가공-유통되지 않은 지방

😠 피해요
- 경화유, 마가린, 쇼트닝
- 에스테르화유(MCT오일 제외)
- 대두유, 카놀라유, 포도씨유, 해바라기씨유, 옥수수유, 면실유, 홍화씨유, 카놀라유
- 가공식품에 "식물성 유지"라고만 적혀 있는 경우
- 위의 기름을 사용한 마요네즈, 소스, 드레싱, 통조림, 과자, 빵, 볶음요리
- 산패한 기름
- 탔거나 튀긴 지방

단백질

👍 괜찮아요
- 적절한 조건에서 자란 가축의 고기
- 난각번호 1~2번 달걀
- 오염되지 않은 생선
- 오염되지 않은 새우, 게, 오징어, 문어, 낙지, 쭈꾸미

😐 나쁘지 않아요
- 독소를 적절하게 제거한 콩 식품 (불림, 고온, 고압, 또는 발효)
- 분리 유청 단백
- (모/순/면/포) 두부
- 클린하게 만든 가공육
- A2 우유
- 무항생제 달걀

😮 조심해요
- 일반 유제품
- 숯불에 굽거나 훈연한 고기
- 난각번호 3번 달걀
- 개인의 몸에 안 맞는 단백질 식품

😠 피해요
- 글루텐
- 독소 미제거 콩
- 신선하지 않은 생선
- 오염된 해산물(바다 오염, 중금속, 세균, 기생충)
- 난각번호 4번 달걀
- 탔거나 튀긴 단백질

탄수화물

👍 괜찮아요
- 백미밥
- 당근, 호박류, 무
- 그린빈, 아스파라거스
- 양배추, 양상추, 로메인, 치커리
- 배추, 상추, 깻잎, 겨자잎, 엔다이브
- 파, 쪽파, 부추
- 쑥갓, 달래, 냉이, 미나리
- 참나물, 취나물, 세발나물, 고사리
- 우거지, 시래기
- 브로콜리, 컬리플라워
- 무설탕 백김치, 사워크라우트
- 생강, 미역, 메생이, 감태, 파래

😐 나쁘지 않아요
- 현미 및 잡곡
- 비트
- 타피오카 전분
- 쌀가루
- 고구마
- 무, 연근, 마, 우엉
- 양파
- 블루베리, 레몬, 라임
- 덜 익은 바나나
- (독소 제거) 비트, 시금치, 케일, 청경채
- 무설탕 떡

😮 조심해요
- 마늘
- 렉틴 함유 채소: 콩류, 가지, 토마토, 파프리카, 고추, 감자
- 피트산 함유 곡물/견과류
- 옥살산염 함유 채소: 생시금치, 생케일, 생근대, 청경채
- 일반 과일
- 나쁜 기름에 구운 김
- 개인의 몸에 안 맞는 식물

😠 피해요
- 설탕, 액상과당
- 유사 설탕: 정백당, 액상과당, 꿀, 아가베 시럽, 메이플 시럽, 비정제 원당/사탕수수, 마스코바도, 유기농 설탕/사탕수수, 코코넛 꽃 액즙, 코코넛 슈가, 고과당
- 글루텐 함유 곡물: 밀(소맥), 호밀, 보리
- 당절임 과일
- 과일청
- 고당분 과일
- 탔거나 튀긴 탄수화물

기타

👍 괜찮아요
- 소금
- 버섯
- 조개, 굴, 소라, 홍합, 전복
- 애플사이다 식초
- 화이트 와인 식초
- 허브: 바질, 오레가노, 파슬리, 타임, 로즈마리, 고수, 민트, 딜, 세이지, 오레가노, 라벤더, 펜넬(회향), 방아잎, 레몬그라스
- 향신료: 후추, 강황, 계피, 생강, 넛맥, 팔각, 큐민, 겨자, 클로브, 샤프론, 올스파이스, 바닐라, 커리, 가람 마살라
- 육수 재료: 월계수잎, 샐러리, 후추, 표고버섯, 다시마, 뼈 (닭, 소, 돼지)
- 홀그레인 머스터드
- 새우젓
- 케이퍼, 무설탕 피클
- 올리브, 올리브절임
- 참깨, 들깨
- 코코넛 가루
- (신선한) 마카다미아, 피스타치오, 캐슈넛, 호두
- 카페인 함유 차: 홍차, 녹차, 말차, 백차, 우롱차, 보이차, 마테차
- 디카페인 차: 카모마일, 페퍼민트, 루이보스, 히비스커스, 레몬밤, 레몬그라스, 라벤더, 로즈마리, 로즈힙
- 약초차

😐 나쁘지 않아요
- 전통 방식으로 만든 장류 (간장, 된장, 고추장)
- 고춧가루, 카이엔 페퍼
- 신선한 커피
- 카카오, 다크초콜릿
- 무설탕 발사믹 식초
- 알룰로스, 스테비아, 나한과추출물

😮 조심해요
- 일반 커피
- 당알코올(~톨)

😠 피해요
- 술
- 아스파탐, 수크랄로스, 사카린, 아세설팜칼륨
- 말티톨

유지류

추천

- 엑스트라버진 올리브유
- 엑스트라버진 아보카도유
- 엑스트라버진 코코넛오일
- 볶지 않고 냉압착 추출한 생들기름
- 천연 버터
- 천연 기버터
- 라드(돼지기름)
- 우지(소기름)
- MCT 오일
- 카카오 버터
- 대구 간유
- 크릴 오일
- 올리브유 마요네즈/소스
- 아보카도유 마요네즈/소스

주의/논란

- 참기름
- 견과류 버터(캐슈넛, 아몬드, 피넛)
- 비정상적으로 길러진 동물의 지방
  ex) 항생제 가축, 곡물비육 가축, 해양 오염 노출 생선
- 적절한 방식으로 가공, 유통, 조리되지 않은 지방

금지

- 경화유, 마가린, 쇼트닝
- 에스테르화유(MCT오일 제외)
- 콩이나 씨앗에서 억지로 추출한 기름 : 대두유, 카놀라유, 포도씨유, 해바라기씨유, 면실유, 홍화씨유, 카놀라유(유채씨유)
- 가공식품에 "식물성 유지"라고만 적혀 있는 경우
- 위의 기름을 사용한 마요네즈, 소스, 드레싱, 통조림
- 발연점 이상의 온도에서 가열한 기름
- 산패한 기름
- 튀긴 음식

곡물/곡물 가공

기본 곡물

대부분의 곡류, 견과류, 콩류의 껍질에는 피트산이 있습니다. 이는 식물을 보호하는 성분으로 인체에 들어왔을 때 어떤 효과를 미칠 수 있습니다. 무조건 피할 필요는 없으나 적절하게 조리하거나 과하게 섭취하지 않도록 주의하는 게 필요합니다.

- **백미**
  - 백미는 벼의 껍질(왕겨)를 벗겨낸 현미의 바깥층을 제거(도정)하고 남는 흰 속살입니다.
  - 백미를 기본 탄수화물 급원으로 섭취하는 것을 추천합니다. 소화 문제나 영양 결핍 이슈가 있는 분들(대부분의 현대인)에게 백미가 클린한 탄수화물 선택지이기 때문입니다.
  - 탄수화물 섭취량을 조절하는 경우 두부와 섞어서(밥:두부 비율 = 1:2 또는 1:1) 먹는 것도 괜찮습니다.

- **현미 및 잡곡** **피트산**
  - 잡곡 : 조, 기장, 퀴노아 등
  - 추천하지 않는 사람 : 소화 기능이 떨어지는 사람(아이, 노인, 소화/장 문제 보유자), 미량 영양소 결핍자, 염증/면역 질환 보유자, 클린 식단 지향자
  - 안전한 섭취 방법
    - 발아 현미 추천
    - 장시간(24시간) 물에 불린 뒤 밥 짓기

밀가루 전분 대체

- 타피오카 전분
- 감자전분
- 찹쌀가루

추천 식품 (홍보)

- 빵 : 제로모닝빵
- 또띠아 : 제로또띠아

주의

- 밀 **글루텐**
- 호밀 **글루텐**
- 보리 **글루텐**

이 자료에는 최겸이 공동 창업한 회사의 제품(겸엑스라이프샵)에 대한 간접 홍보가 있습니다. 그리고 일부 QR 코드를 통해 소개되는 제품을 구매하실 경우 쿠팡 파트너스 활동의 일환으로 일정 금액을 수수료로 받습니다. 이를 통해 얻는 수익은 좋은 콘텐츠를 만들고 한국 사회를 건강하게 만드는 데 소중하게 쓰겠습니다.

육류

- 소고기
- 돼지고기
- 닭고기
- 오리고기
- 양고기
- 칠면조 고기
- 가공육
  - 햄
  - 소시지
  - 베이컨

생선

- 연어, 고등어, 송어, 청어, 갈치, 꽁치
  오메가3 지방산 풍부
- 참치(다랑어) **중금속(수은) 주의**
- 조기, 삼치, 명태(생태, 황태, 북어), 임연수어, 멸치
- 광어, 우럭, 볼락, 가자미, 도다리, 우럭, 전어, 병어, 숭어, 민어, 농어, 가자미, 돔, 아귀
- 장어, 꼼장어, 미꾸라지
- 홍어(간재미), 참홍어(흑산도 홍어)

기타 동물성

- 달걀
- 치즈
- 우유
- 요거트
- 크림치즈
- 분리 유청 단백
- 양/염소 유제품

기타 해산물

- 오징어, 문어, 낙지, 쭈꾸미
- 새우, 게, 랍스터
- 조개, 굴, 소라, 홍합, 전복
- 김, 미역, 매생이, 감태, 파래
- 해삼, 성게, 멍게
- 어묵

대체 유제품

- 우유 대체
  - 코코넛밀크 **추천**
  - 두유 **주의**
  - 귀리우유 **주의**
  - 아몬드우유 **주의**
- 크림치즈 **대체**
  - 비건 크림치즈 **레시피는 우측 QR 참조 ->**

콩 관련

콩 관련 식품은 피트산, 렉틴 등의 항영양소 또는 독성 이슈가 있습니다. 물에 불리기, 발효, 고온고압 조리 등을 통해서 독성을 제거해주면 좋습니다.

- 대두 **이소플라본 주의**
- 완두
- 병아리콩
- 렌틸콩
- 강낭콩
- 서리태(쥐눈이콩)
- 팥
- 두부 : 일반 두부, 순두부, 마른두부, 두부면, 포두부
- 낫또
- 템페
- 장류(된장, 청국장 등)
- 콩나물

견과/씨앗 **피트산**

- 알러지 조심
- 산패 이슈, 독성 이슈 조심
- 보관 방법 조심(진공 냉장, 냉동)

- 아몬드
- 호두
- 땅콩
- 밤
- 도토리
- 피스타치오
- 캐슈넛
- 피칸
- 마카다미아
- 브라질넛
- 잣
- 카카오닙스
- 치아시드
- 플랙시드(아마씨)
- 해바라기씨

조미료/소스

- 소금
- 후추
- 식초 : 애플사이다식초, 화이트와인식초, 양조식초, 감식초, 발사믹 식초
- 허브 : 바질, 고수, 파슬리, 타임, 로즈마리, 민트, 딜, 세이지, 오레가노, 클로브(정향)
- 큐민, 커리, 강황, 파프리카 파우더, 계피(시나몬)
- 참깨, 들깨
- 피클링 스파이스
- 생강, 마늘, 울금
- 넛맥
- 치킨스톡
- 사골육수
- 새우젓, 앤초비
- 케이퍼
- 피클
- 팔각(스타 아니스)
- 향신채 : 월계수잎, 샐러리, 후추
- 표고버섯, 다시마
- 기본 장류
  - 간장
  - 된장
  - 고추장
- 기타 장류
  - 어간장
  - 액젓(까나리, 멸치, 참치, 꽃게)
  - 초고추장
  - 쌈장
  - 춘장
  - 청국장
  - 두반장
- 알룰로스, 스테비아
- 고추, 고춧가루, 크러쉬드 레드페퍼, 케이엔페퍼, 페퍼론치노
- 산초가루
- 바닐라 엑스트렉, 바닐라빈
- 고추냉이(와사비)
- 레몬즙
- 소스
  - 마요네즈
  - 홀그레인 머스터드
  - 디종 머스터드
  - 머스터드
  - 핫소스
  - 굴소스
  - 케첩
  - 샐러드 드레싱
  - 토마토 소스

잎채소/푸른채소/나물

- 상추, 양상추, 로메인
- 배추
- 부추
- 쪽파
- 대파
- 아스파라거스
- 샐러리
- 그린빈
- 깻잎
- 겨자잎
- 시금치 옥살산
- 케일 옥살산
- 근대 옥살산
- 치커리
- 엔다이브
- 청경채 옥살산
- 쑥갓, 달래, 냉이, 미나리
- 참나물, 취나물, 세발나물, 고사리
- 우거지, 시래기
- 새싹채소
- 고수
- 방아잎

십자화과 채소

- 양배추
- 방울 양배추
- 컬리플라워
- 래디쉬
- 순무
- 브로콜리

뿌리/줄기 채소

- 고구마
- 당근
- 비트 옥살산
- 무
- 연근
- 마
- 우엉
- 생강
- 칡
- 도라지
- 더덕
- 카사바
- 순무
- 감자
- 마늘
- 양파

기타 식물

- 파프리카
- 가지
- 연근
- 카카오(코코아)
- 단호박, 애호박, 호박
- 오이

과채류

- 아보카도
- 사과, 바나나, 베리류
- 시트러스(귤, 오렌지, 감귤)
- 무화과
- 수박
- 토마토
- 레몬
- 라임
- 올리브
- 그린 바나나
- 플라타노
- 올리브

기타

- 커피
- 허브티
- 버섯
- 코코넛밀크
- 떡
- 꿀
- 할라피뇨
- 와사비
- 김치
- 사워크라우트
- 다크 초콜릿
- 차전자피

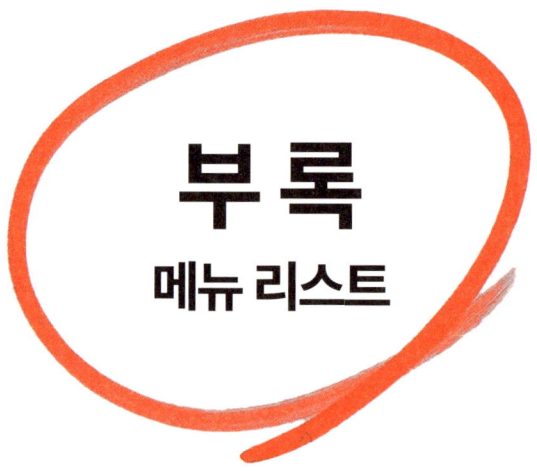

저온 채소찜

오른쪽 QR로 들어가시면 레시피 영상을 보실 수 있습니다.

재료

- 채소(다음 중 취향에 맞는 것)
- 기본 : 비트, 당근, 무, 브로콜리
- 선택 : 연근, 마, 양배추, 단호박, 아스파라거스, 컬리플라워, 가지 (렉틴 주의), 파프리카(렉틴 주의)
- 드레싱 : 올리브오일 30~50g, 소금, 후추, (선택) 무설탕 발사믹 식초
- 단백질 토핑 선택지 : 닭가슴살, 삶은 달걀, 소고기, 새우 등

만드는 법

a. 채소를 적절하게 씻고 큼직큼직하게 썬다. (나중에 부드러워지기 때문에 크게 대충 썰어도 된다.)
b. 찜기 냄비에서 물을 끓이고 물이 끓기 시작하면 아주 약한 불로 줄인다.
c. 딱딱한 채소를 찜기에 넣고 약 1시간 정도 천천히 찐다. 브로콜리 등의 부드러운 채소는 후반에 넣고 살짝 찐다.

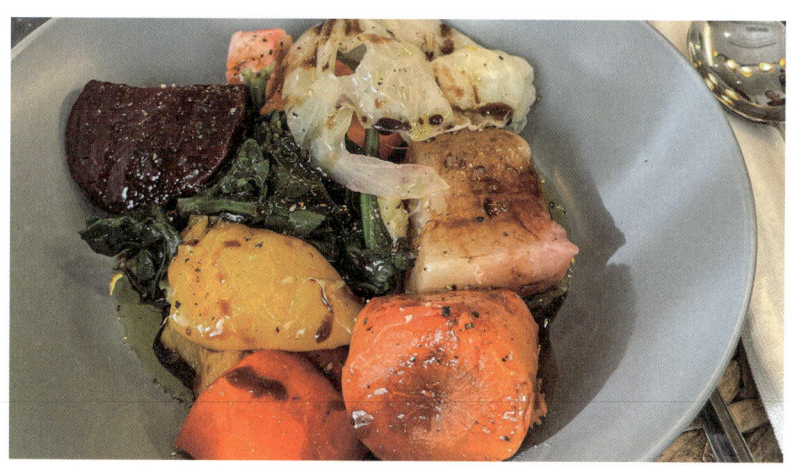

재료 QR   QR 코드를 통해 추천 재료 정보를 확인할 수 있습니다.

올리브유	무	마	컬리플라워
찜기 냄비	브로콜리	양배추	무설탕 발사믹 식초
당근	연근	아스파라거스	

유러피안 샐러드

재료

- 유러피안 샐러드 믹스
- 드레싱 : 올리브오일 듬뿍(20~50g),
  (선택) 무설탕 발사믹 식초
- 소금, 후추

만드는 법

a. 유러피안 샐러드를 씻어서 물기를 뺀다.
b. 원하는 단백질 재료를 찌거나 삶는다.
c. 접시에 샐러드와 단백질 재료를 얹고 드레싱, 소금, 후추를 뿌린다.

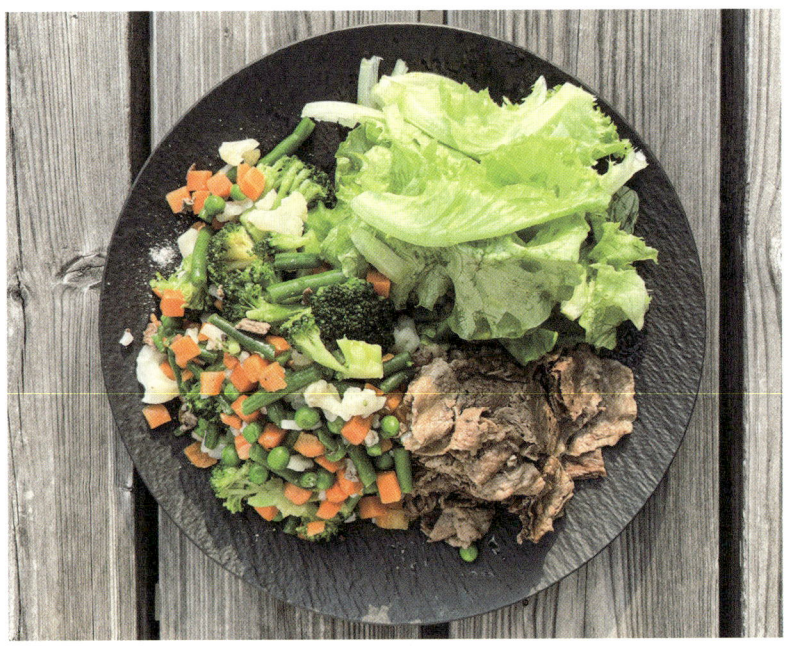

재료 QR   QR 코드를 통해 추천 재료 정보를 확인할 수 있습니다.

 유러피안 샐러드 1kg

 무설탕 발사믹 식초

 올리브유

닭가슴살 맛있게 삶는 법

오른쪽 QR로 들어가시면 레시피 영상을 보실 수 있습니다.

재료

- 냉동 닭가슴살 1kg
- 물 500ml
- 신광식품 베이킹 소다
- 통후추
- 월계수잎

만드는 법

a. 넓은 보울(또는 냄비)에 물 500ml를 담고 베이킹소다(신광식품 추천) 1큰술(15g)을 물에 푼다.
b. 닭가슴살 1kg을 넣는다.
c. 랩을 씌워서 냉장고에 4~12시간 정도 둔다.
d. 닭가슴살을 물에 꼼꼼하게 헹군다.
e. 통후추와 월계수잎을 적당량 넣은 물에 16분간 삶는다.
f. 찬물에 닭가슴살을 헹구고 당장 먹지 않는 것은 냉동 용기에 보관한다.
   (닭가슴살이 필요할 때마다 꺼내서 전자렌지에 데워서 쓴다.)

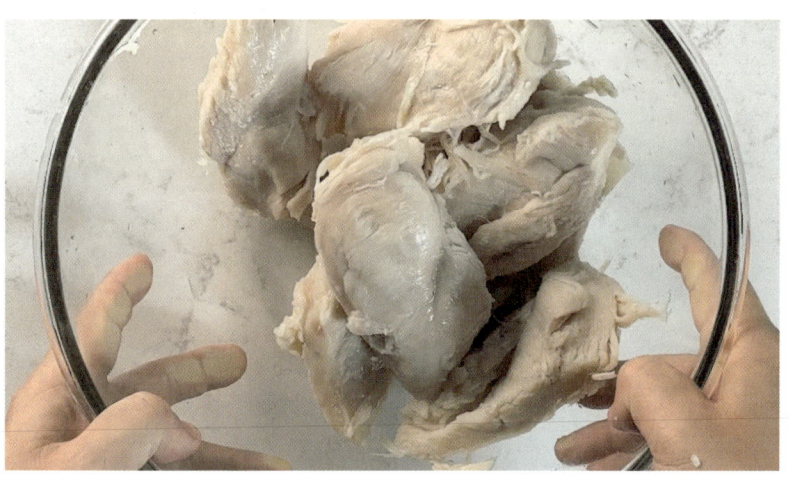

재료 QR

QR 코드를 통해 추천 재료 정보를 확인할 수 있습니다.

 냉동 닭가슴살   월계수잎

 베이킹소다

 통후추

닭가슴살 샐러드

재료

- 삶은 닭가슴살 1덩이
- 바질페스토 1~2큰술
- 유러피안 샐러드 소분한 것
- 양파 1/6개
- 올리브유 30~50g
- 무설탕 발사믹 식초

만드는 법

a. 소분해 둔 유러피안 샐러드 한 덩어리 꺼내서 씻고 물기 빼놓기
b. 양파 1/6개 얇게 슬라이스해서 물에 담가놓기(매운 기 빼기)
c. 삶은 닭가슴살 1덩이 찢은 뒤 바질페스토에 버무리기
d. 보울에 샐러드 담기
e. 닭가슴살과 양파 얹기
f. 올리브유와 발사믹 식초 3:1 비율로 매우 듬뿍 뿌리기

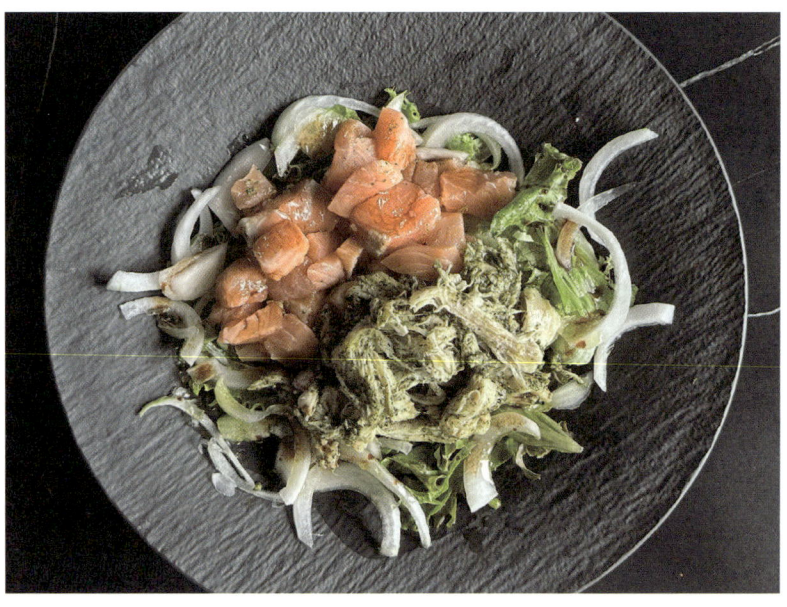

재료 QR

QR 코드를 통해 추천 재료 정보를 확인할 수 있습니다.

 냉동 닭가슴살

 양파

 유러피안 샐러드 1kg

 무설탕 발사믹 식초

 올리브유

바질 페스토

오른쪽 QR로 들어가시면 레시피 영상을 보실 수 있습니다.

재료

- 생바질 100g
- 엑스트라버진 올리브유 110g
- 잣 40g
- 소금 2g
- (선택) 파마산 치즈 30g
- 파르미지아노 레지아노 치즈를 추천합니다.
- 치즈를 넣지 않을 경우에는 올리브유를 줄여서 90~100g만 넣어주세요

만드는 법

a. 바질잎을 씻어서 물기를 뺀다.
b. 잣 40g을 마른 팬에서 약불에 볶고 식힌다.
c. 블랜딩할 용기에 소금 2꼬집과 치즈 30g, 엑스트라버진 올리브유 110g 중 절반 정도를 넣는다.
d. 핸드 블랜더로 바질을 조금씩 넣으면서 간다.
e. 마지막에 올리브유를 모두 넣고 간 뒤 유리병에 담는다.

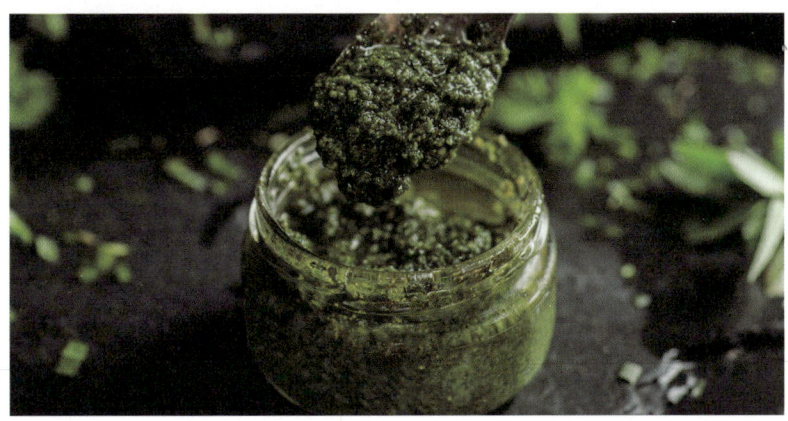

재료 QR

QR 코드를 통해 추천 재료 정보를 확인할 수 있습니다.

 핸드 블랜더
 잣
 원형 밀폐용기
 생바질
 파르마지아노 레지아노 치즈
 올리브유
 감자

바질페스토 두부면 파스타

오른쪽 QR로 들어가시면 레시피 영상을 보실 수 있습니다.

재료

- 바질페스토 30g
- 두부면 (5mm) 1팩 (100g)
- 새우 3~7마리 (원하는 만큼)
- 달걀 노른자 1개
- 양파 1/2개
- 감자 1/5~1/2개
- 천연버터 5g(엄지 손가락 크기)
- 엑스트라버진 올리브유 적당히
- 물 120g

만드는 법

a. 달걀 노른자 분리하고 양파 반 개, 감자 1/5~1/2개 잘게(0.5cm큐브) 썰기
b. 팬에 올리브오일을 두르고 양파에 소금간을 살짝 한 뒤 살짝 익히기
c. 양파가 살짝 노릇해지면 감자 넣고 감자의 색이 노릇해지면 새우 넣기
d. 새우가 노릇해지면 물 120g 넣고 끓이다가 새우 빼고 두부면 100g 넣기
e. 물이 자작해질 때까지 끓이고 버터 5g 넣어 저으면서 녹이기
f. 올리브유 15g 두르고 달걀 노른자 넣은 뒤 살짝 소금간 하기
g. 바질페스토 30g 넣고 섞기

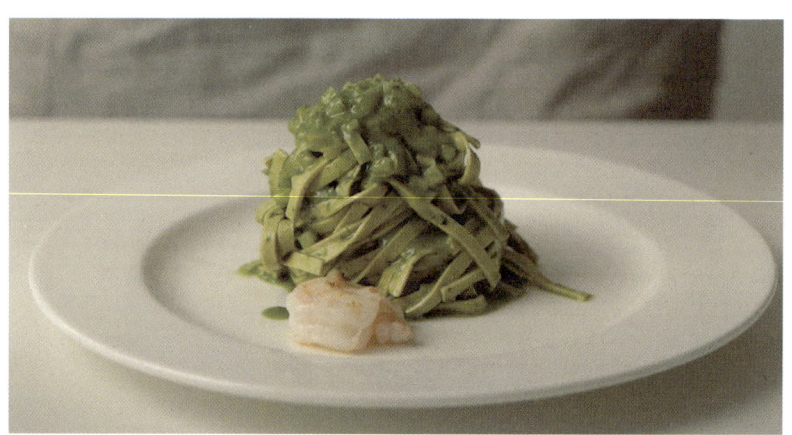

재료 QR

QR 코드를 통해 추천 재료 정보를 확인할 수 있습니다.

 바질

 새우

 두부면

 양파

 천연버터

바질페스토 컬리볶음밥

오른쪽 QR로 들어가시면 레시피 영상을 보실 수 있습니다.

재료

- 새우 3~7마리 (원하는 만큼)
- 시금치 1~2줌
- 바질페스토 25g
- 양파 1/2개
- (냉동) 컬리플라워라이스 100g
- 달걀 노른자 1개
- 천연버터 5g(엄지 손가락 크기)
- 엑스트라버진 올리브유 적당히
- 소금 1~2g
- 레몬즙(생략가능)

만드는 법

a. 새우 씻고 달걀 1개 노른자 분리해두기
b. 물 끓이면서 레몬즙 2T와 소금 1~2g 넣기
c. 새우를 끓는 물에 1~2분 정도 데친 뒤 빼놓기
d. 시금치 한 줌을 10초만 데치고 건져서 찬물에 식혀놓기
e. 양파 1/2개 얇게 슬라이스한 후 팬에 올리브오일을 두르고 소금간을 한 뒤 볶기
f. 양파의 색이 노릇해지면 시금치를 넣고 소금 1꼬집 넣기
g. 컬리플라워 라이스 100g, 버터 한 조각 넣고 볶기
h. 달걀 노른자 넣고 약불에 볶으며 비빈 후 바질 페스토 30g 넣고 가볍게 볶기
i. 접시에 플레이팅한 뒤 데쳐 놓았던 새우 얹기

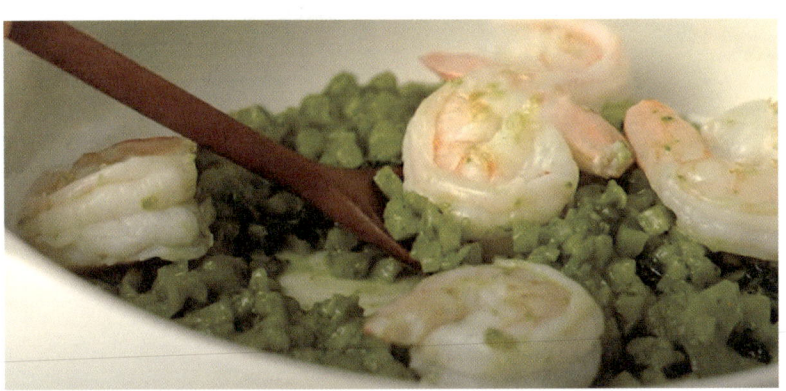

재료 QR

QR 코드를 통해 추천 재료 정보를 확인할 수 있습니다.

 시금치   양파   천연버터

 흰다리 새우   달걀

 컬리플라워 라이스   올리브유

아보카도 오일 마요네즈

오른쪽 QR로 들어가시면 레시피 영상을 보실 수 있습니다.

재료

- 핸드블랜더
- 보관 유리병
- 신선한 달걀 1개
- 엑스트라버진 아보카도유 200ml
- 소금 2꼬집
- 식초 1큰술(또는 레몬큐브 20g)
- 홀그레인 머스터드 1작은술

만드는 법

a. (매우 중요) 달걀, 식초(또는 레몬큐브), 홀그레인 머스터드를 미리 실온에 꺼내 두어 차갑지 않게 만든다. (차가운 상태에서 시간이 없다면 용기에 담고 따뜻한 물에 잠시 넣어서 차갑지 않게 해주기)
b. 위의 재료를 모두 긴 용기에 담고 핸드 블랜더(도깨비 방망이)로 꾹 누른 채 섞는다.
c. 어느 정도 질감이 잡히면 살짝 움직여 골고루 섞어주고 마무리
d. 깨끗하게 냉장 보관할 경우 2주까지 보관 가능

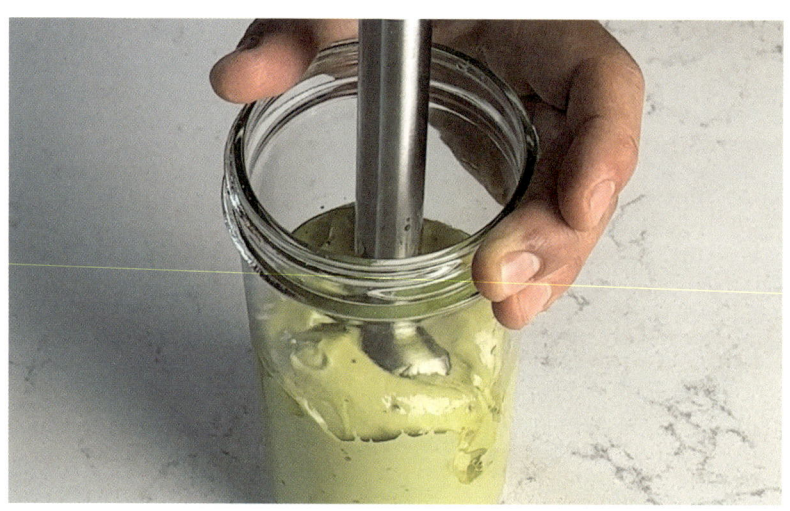

재료 QR
QR 코드를 통해 추천 재료 정보를 확인할 수 있습니다.

 핸드 블랜더   원형 밀폐용기

 홀그레인 머스터드

 달걀

비건 두부크림치즈

오른쪽 QR로 들어가시면 레시피 영상을 보실 수 있습니다.

재료

- 레몬즙 27g
- 애플사이다 비네거 11g
- 레몬 제스트 3g
- 제주 전통 마른 두부 460g
- 레몬즙 27g
- 애플사이다 비네거 11g
- 레몬 제스트 3g
- 제주 전통 마른 두부 460g

만드는 법

a. 레몬즙 소스 재료(레몬즙 27g, 애플 사이다 비네거 11g, 레몬제스트 3g)를 섞는다.

b. 두부를 가로/세로/높이 4cm 정도의 큐브 형태로 자른다.

c. 자른 두부를 4번에 나눠서 블렌더로 곱게 갈아준다.

d. 잘 갈린 두부와 레몬즙 소스, 나머지 재료들을 넣고 잘 섞어주면 완성

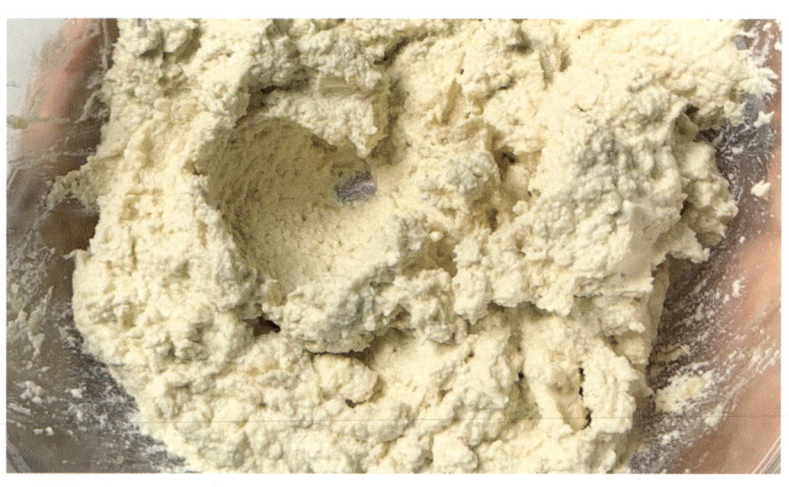

재료 QR
QR 코드를 통해 추천 재료 정보를 확인할 수 있습니다.

 솔리몬 스퀴즈드 레몬즙 280ml

 엥게비타 영양 효모

 제주 무농약 레몬

 데니그리스 유기농 사과식초 1L

 양파가루

 제주살림 제주 전통 마른두부 460g, 2개

 엑스트라버진 올리브유

바질페스토 냉동 채소 볶음

재료

- ardo 유기농 채소 믹스
  (가능하다면 생채소를 써도 된다.)
- 바질페스토

만드는 법

a. 1안
- 유기농 채소 믹스를 찜기에 5분간 찐다.
- 올리브유를 두른 팬에 채소를 넣고 살짝 볶은 뒤 바질페스토를 넣고 간을 맞춘다.

b. 2안 : 올리브유를 두른 팬에 채소를 볶다가 바질 페스토를 넣고 간을 맞춘다.

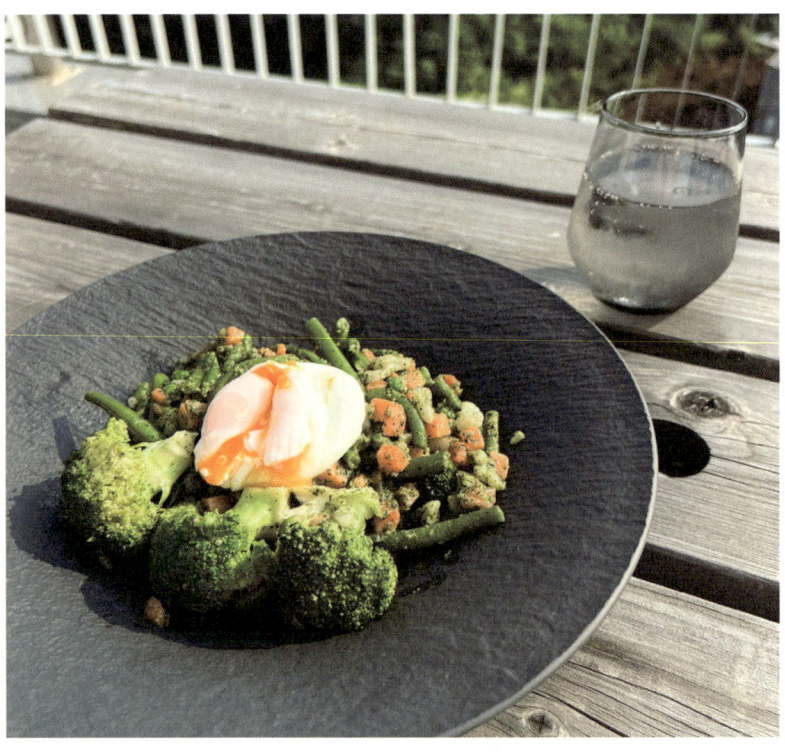

재료 QR QR 코드를 통해 추천 재료 정보를 확인할 수 있습니다.

 ardo 유기농 냉동채소 믹스

제로 잠봉뵈르

오른쪽 QR로 들어가시면 레시피 영상을 보실 수 있습니다.

재료

- 제로 모닝빵
- 잠봉햄 1~2장
- 이즈니 가염버터 10g

만드는 법

a. 빵 굽고 반으로 자르기
*에어프라이어 조리 시 냉동 기준 전자레인지 1분 해동 후 에어프라이어 180도 3분으로 굽는다.
b. 빵 사이에 이즈니 가염버터 10g과 잠봉햄 1~2장을 취향껏 넣으면 완성

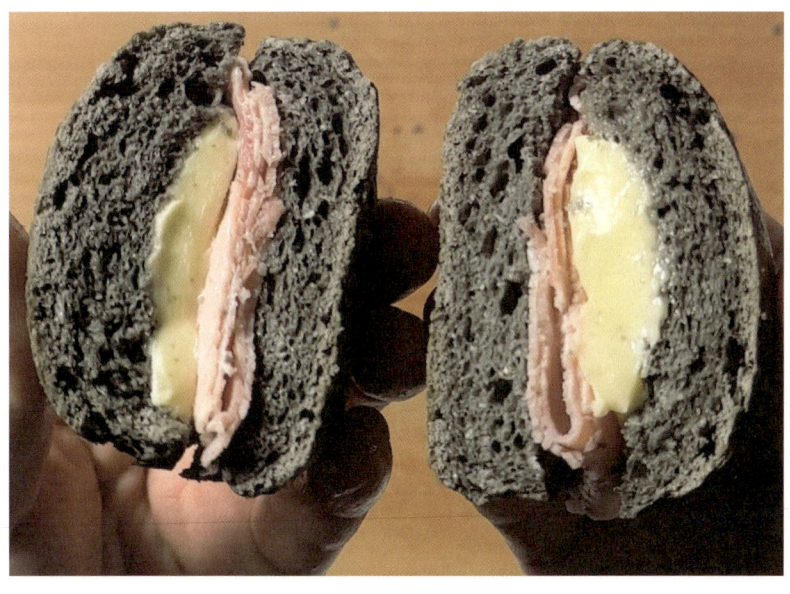

재료 QR   QR 코드를 통해 추천 재료 정보를 확인할 수 있습니다.

   제로모닝빵

   사실주의베이컨 잠봉

   이즈니 가염버터

버섯 치즈 오믈렛

오른쪽 QR로 들어가시면 레시피 영상을 보실 수 있습니다.

재료

- 표고버섯 1개
- 달걀 2개
- 햄(잠봉) 4장
- 소금 조금
- 후추 조금
- 버터 20g
- 오레가노
- 파마산 치즈
- 모짜렐라 치즈

만드는 법

a. 버섯 썰고 달걀 2개 풀고 소금과 후추 넣기(코코넛 밀크 추가하면 더 부드러워요)
b. 넓은 프라이팬을 달군 뒤 버터 한 조각 녹이기
c. 버섯이 노릇해지면 버터 한 조각 더 넣고 달걀물 얇게 깔아주기(김밥 지단 두께)
d. 모짜렐라 치즈, 햄 넣고 뚜껑 덮은 뒤 가장 약한 불에서 5분간 기다리기
e. 속이 익으면 뚜껑을 열고 조심스럽게 한쪽 절반의 아랫부분을 들어내서 반달 모양으로 접어주기
f. 오레가노 뿌리기
g. 파마산 치즈 뿌리기

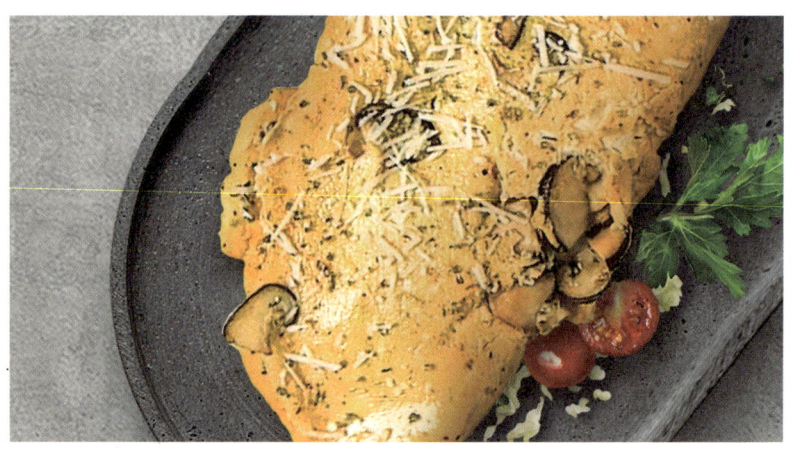

재료 QR

QR 코드를 통해 추천 재료 정보를 확인할 수 있습니다.

GAP 인증 국내산 표고버섯 350g	천연버터	파마산 치즈
달걀	사실주의베이컨 잠봉	
오레가노	통후추	

자유롭고 건강한 삶을 위한 실전 가이드 **STILESMEPP PLAYBOOK**

방탄코코아

오른쪽 QR로 들어가시면 레시피 영상을 보실 수 있습니다.

재료

- 핸드 블랜더 (또는 블랜더)
- 미세저울(간혹 소금 계량시 쓰임)
- 뜨거운물 150g
- 코코넛밀크 20~50g
- 무설탕 카카오파우더 10~15g
- 버터 20g
- MCT 오일 3~8g
- 소금 0.5g

만드는 법

a. 전기포트에 물 150g을 데운다.
b. 내열 용기에 버터 20g과 코코넛밀크 50g을 담고 전자렌지에 30초 정도 돌린다.
c. 용기에 뜨거운 물 150g, 코코넛밀크 50g, 버터 20g, 무설탕 카카오파우더 10~15g, 소금 0.5g, MCT 오일 5~8g을 넣는다.
d. 일반 블랜더 또는 핸드 블랜더로 믹싱한다.

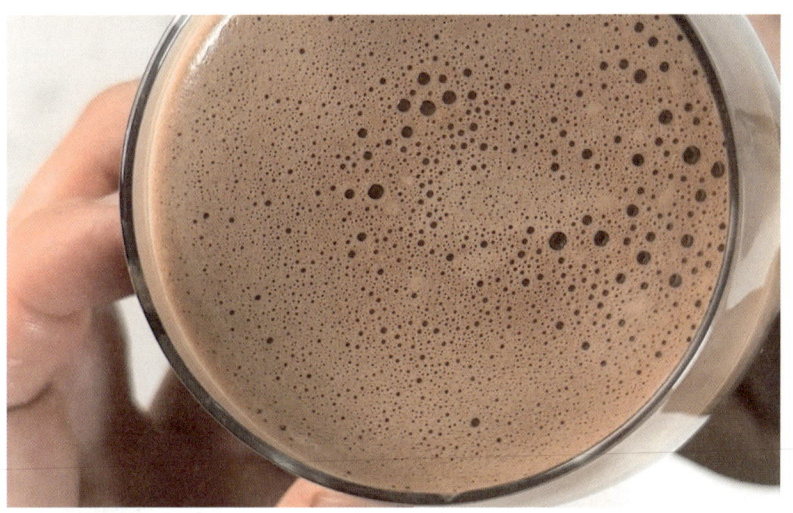

재료 QR   QR 코드를 통해 추천 재료 정보를 확인할 수 있습니다.

 핸드 블랜더   카카오 파우더

 초정밀 저울   천연버터

 코코넛밀크   MCT 오일

삼겹살 수육

오른쪽 QR로 들어가시면 레시피 영상을 보실 수 있습니다.

재료

- 삼겹살 (혹은 목살) 1,000g
- 대파 250g
- 양파 250g
- 샤도네이 화이트 와인 150g
- 월계수잎 3~4장
- 통마늘 8개, 40g
- 후추 2g
- 재래식 된장 50g

만드는 법

a. 양파는 절반으로, 대파는 냄비에 들어갈 크기로 큼직하게 자르고 마늘과 월계수잎은 씻어서 준비한다.

b. 냄비에 물을 70% 정도 채우고 대파, 양파, 월계수잎, 통마늘, 통후추, 재래식 된장을 풀어서 넣고 불을 강불로 올리고 물이 끓기 시작하면 고기를 넣고 다시 끓인다.

c. 수육물이 다시 끓어오르기 시작하면 화이트 와인(또는 소주)을 넣고 물이 다시 팔팔 끓기 시작하면 20분간 끓인다.

d. 20분이 지나면 중불로 줄이고 15분이 지나면 마지막으로 약불로 줄이고 끓인다.

e. 15분이 더 지나면 (여기까지 합계 50분) 고기에 젓가락을 찔러 넣어 핏물이 나오는지 확인해 다 익었다면 꺼낸 뒤 물에 한 번 씻어주면 완성

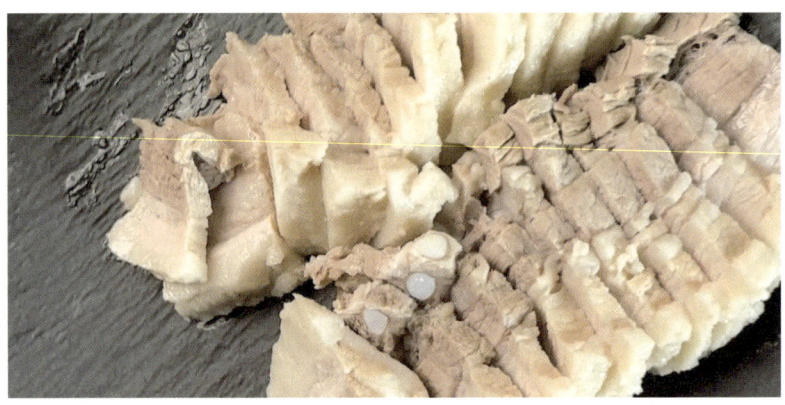

재료 QR   QR 코드를 통해 추천 재료 정보를 확인할 수 있습니다.

수육용 삼겹살	통후추	전통된장
무농약 대파	월계수잎	
깐마늘	양파	

슈퍼럽 샐러드

오른쪽 QR로 들어가시면 레시피 영상을 보실 수 있습니다.

재료

- 레몬즙 20g
- 사과식초 8g
- 레몬 제스트(레몬큐브) 2g
- 비건 두부 크림치즈 180g
- 오이 50g
- 소금 4.5g
- 후추 0.5g
- 적양파 50g
- 삶은 병아리콩 130g
- 깻잎 12g
- 삶은 퀴노아 190g
- 올리브오일 30g
- 가염 피스타치오 47g

만드는 법

a. 마른 병아리콩 약 80g을 6~12시간 정도 불린다. (물에 담궈놓고자도 된다.)

b. 불린 병아리콩을 넉넉하게 잠길 정도(넘치지 않을 정도)의 물에 끓인다. 물이 끓기 시작하면 약불로 낮추고 30분간 삶고 퀴노아 150g을 잘 씻는다.

c. 씻은 퀴노아 150g과 물 300g(비율 ⇒ 퀴노아1 : 물2)을 냄비에 담고 물이 끓기 시작하면 약불로 낮추고 15분간 더 삶는다.

d. 레몬즙 소스(레몬즙 20g, 사과식초 8g, 레몬 제스트 2g) 재료들을 섞는다.

e. 양파, 오이, 깻잎을 1cm 정도의 큐브 형태로 자르고, 피스타치오는 2~3 조각으로 자르고 모든 재료를 볼에 넣고 잘 섞어주면 완성

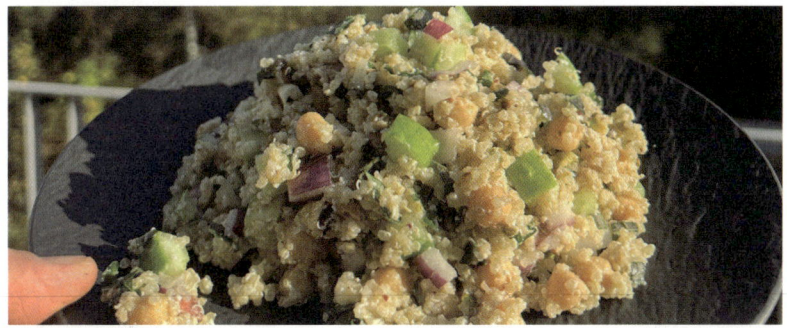

재료 QR   QR 코드를 통해 추천 재료 정보를 확인할 수 있습니다.

- 솔리몬 스퀴즈드 레몬즙 280ml
- 데니그리스 유기농 사과식초 1L
- 제주 무농약 레몬
- 레몬큐브(레몬제스트) 만드는 방법은 <집밥클래스 1화>의 15분 55초를 참고하세요.
- 통후추
- 오이
- 적양파
- 비건 두부 크림치즈 만드는 법
- 병아리콩
- 깻잎
- 퀴노아
- 엑스트라버진 올리브유
- 가염 피스타치오

제로 클럽샌드위치

오른쪽 QR로 들어가시면 레시피 영상을 보실 수 있습니다.

재료

- 알룰로스 3g
- 마요네즈 20g
- 홀그레인 머스타드 5g
- 제로 모닝빵 1개
- 삶은 닭가슴살 슬라이스 20~30g
- 계란프라이 1개
- 잠봉햄 2장
- 파스트라미 햄 2장
- 로메인 4장
- 토마토 슬라이스 1~2장
- 슬라이스 치즈
- 양파 약 1/8개 슬라이스

만드는 법

a. 냉동 상태의 제로모닝빵을 전자렌지에 1분 돌린 후 절반으로 가른 뒤 에어프라이어에서 180도에 3분간 굽는다.

b. 샌드위치 소스(알룰로스3g, 마요네즈 20g, 홀그레인 머스터드 5g)를 섞는다.

c. 소금 간을 살짝하고 노른자를 터트린 계란 프라이를 굽고 식힌다.

d. 양파, 토마토, 닭가슴살을 슬라이스하고 구워진 모닝빵을 반으로 자른다.

e. 모닝빵의 위아랫면 각각에 소스를 충분히 바른다.

f. 밑에서부터 <빵 - 로메인 2장 - 토마토 - 잠봉 햄 - 파스트라미 햄 - 로메인 2장 - 샌드위치 소스 - 치즈 - 닭가슴살 - 샌드위치 소스 - 양파 슬라이스 - 계란후라이 - 빵> 순으로 조립한다.

g. 유산지로 싸거나 이쑤시개로 고정한다.

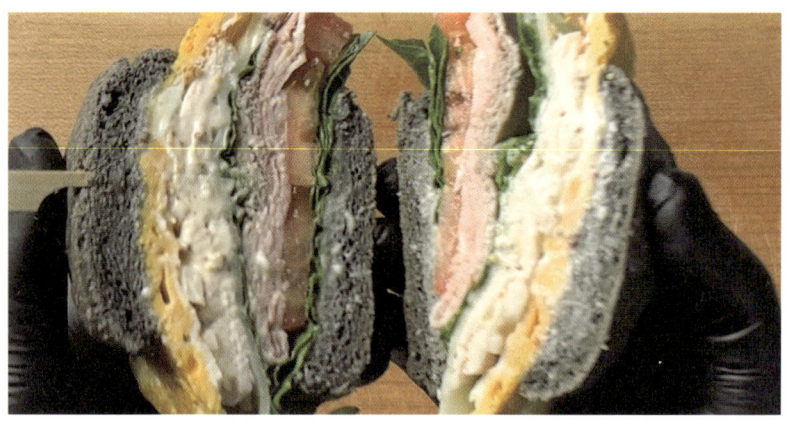

재료 QR

QR 코드를 통해 추천 재료 정보를 확인할 수 있습니다.

알룰로스 분말	제로모닝빵	사실주의 베이컨 잠봉	토마토
올리브유 마요네즈	냉동 닭가슴살	사실주의베이컨 파스트라미햄	양파
홀그레인 머스터드	달걀	로메인	

대파 계란 볶음밥

오른쪽 QR로 들어가시면 레시피 영상을 보실 수 있습니다.

재료

- 계란 3개
- 대파 80g
- 밥 210g(즉석밥 1개, 전자렌지에 데우지 않은 상태에서 그대로 뜯어 넣어야 고슬고슬 맛있어요.)
- 소금 6-9꼬집 (간을 보면서 취향에 맞게)

만드는 법

a. 계란 3개와 소금 조금 넣고 휘젓기
b. 파 80g 송송 썰기
c. 데워진 팬에 엑스트라버진 올리브 오일(또는 아보카도 오일) 3큰술 넉넉하게 두르기
d. 파를 넣고 볶다가 파가 어느 정도 익으면 팬 한쪽으로 파를 밀어넣기
e. 빈 공간에 오일 두르고 달걀물 붓고 슉슉 젓기
f. 달걀이 살짝 익어 촉촉하고 부드러울 때 즉석밥 넣기
g. 재료를 모두 섞으면서 볶다가 소금 간 조금씩 더하기

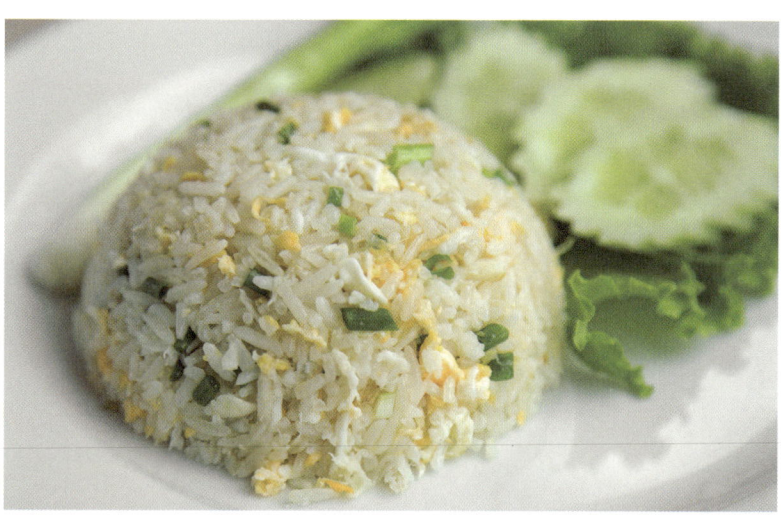

재료 QR   QR 코드를 통해 추천 재료 정보를 확인할 수 있습니다.

 달걀

 무농약 대파

 즉석밥

닭가슴살 샐러드랩

오른쪽 QR로 들어가시면 레시피 영상을 보실 수 있습니다.

재료

- 제로베이커리 또띠아 1장
- 삶은 닭가슴살 1/2~2/3덩이(50~70g)
- 로메인 1장
- 양상추 큰 것 1장
- 토마토 슬라이스 2조각
- 양파 1/12개
- 마이노멀 올리브유 마요네즈 3큰술
- 홀그레인 머스터드 1큰술
- 바질페스토 1큰술

만드는 법

a. 양파 슬라이스 후 물에 담궈서 매운기 빼기
b. 또띠아 미리 전자렌지에 45~60초 데우고 식히기(부드러워집니다.)
c. 토마토 씻고 슬라이스한 후 닭가슴살 먹기 좋게 찢기
d. 닭가슴살에 바질 페스토 1큰술 넣고 버무리기
f. 소스 만들기 : 마요네즈 3큰술 + 홀그레인머스터드 1큰술
g. 또띠아에 소스 절반 바르기
h. 재료 얹기 : 로메인 → 양상추 → 토마토 → 닭가슴살→ 양파
i. 남은 소스 뿌리기

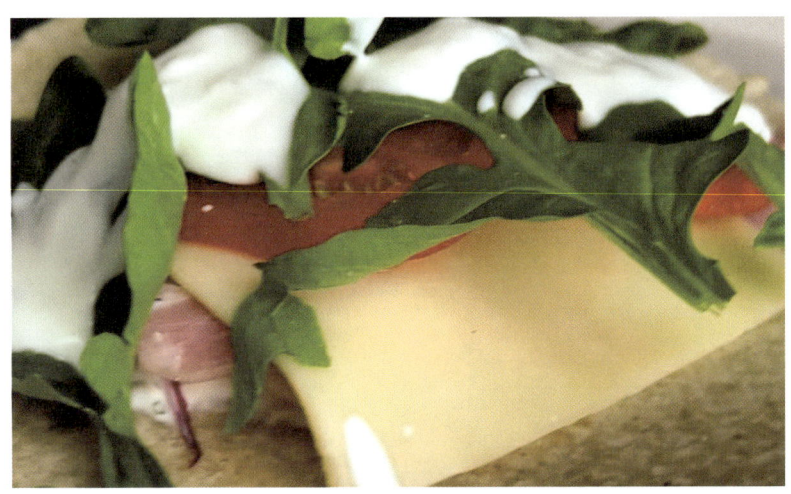

재료 QR
QR 코드를 통해 추천 재료 정보를 확인할 수 있습니다.

 또띠아   토마토   홀그레인 머스터드

 로메인   양파

 냉동 닭가슴살   마이노멀 올리브유 마요네즈

선택

텍스멕스 소고기랩

오른쪽 QR로 들어가시면 레시피 영상을 보실 수 있습니다.

1. 재료

- 120g 다진 소고기
- 1/4 양파
- 1t 마늘
- 10g 버터
- 1/4 토마토
- 1 제로또띠아
- 30g 체다치즈
- 1t 오레가노
- 1t 큐민
- 1t 파프리카 파우더
- 1/2t 후추
- 1t 소금
- 1/2 아보카도
- 1 할라페뇨
- 고수

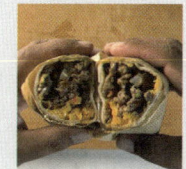

2. 만드는 법

a. 토마토와 양파를 썰고, 마늘(냉동 마늘큐브도 가능), 고수, 할라피뇨를 다져주세요.
b. 오레가노, 커민, 후추, 파프리카, 소금을 넣고 골고루 섞이도록 잘 저어주세요.
c. 팬을 중간 온도로 가열해서 버터를 녹여주세요.
d. 다진 양파와 마늘을 팬에 넣고 양파와 마늘이 부드러워질 때까지 볶아주세요.
e. 다진 고기도 넣고 보슬보슬한 느낌이 날 때까지 볶아주세요.
f. 토마토, 할라피뇨, 향신료 믹스를 넣어주세요.
g. 고기가 부드러워지고 대부분의 액체가 증발할 때까지 익혀주세요.(약 10-15분)
h. 준비해둔 치즈를 토르티야에 올리고 볶은 고기와 채소를 얹어주세요.
i. 고수(또는 파슬리)를 올려주세요.
j. 토르티야를 조심스럽게 종이로 싸주세요.

재료 QR

QR 코드를 통해 추천 재료 정보를 확인할 수 있습니다.

QR	재료	QR	재료	QR	재료	QR	재료
	다진 소고기		토마토		심플리오가닉 파프리카 파우더		고수
	양파		또띠아		통후추		
	마늘		코다노 체다치즈		아보카도		
	천연버터		큐민		할라피뇨		

숙성 연어회

오른쪽 QR로 들어가시면 레시피 영상을 보실 수 있습니다.

1. 재료

- 생연어 필렛 500g~1.5kg
- 소금
- 다시마

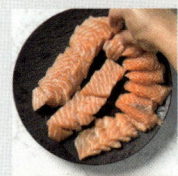

2. 만드는 법

a. 연어에 굵은 소금을 골고루 뿌리고 바닥이 넓은 보관 용기(또는 지퍼백)에 담기
b. 20~30분 냉장 숙성
c. 다시마를 물에 10분 이상 불리기(연어 1kg 기준 커다란 다시마 2장)
d. 숙성된 연어 세척(상처 나지 않게 조심조심)
e. 다시마로 연어 감싸서 6~24시간 숙성(개인적으론 6~12시간 정도가 적당했어요.)
f. 숙성된 연어 세척하기(상처 나지 않게 조심조심)
g. 연어 결의 반대 방향으로 썰어 먹기

재료 QR   QR 코드를 통해 추천 재료 정보를 확인할 수 있습니다.

 생연어 필렛

 다시마

프로틴 고추장 두부볶음면

오른쪽 QR로 들어가시면 레시피 영상을 보실 수 있습니다.

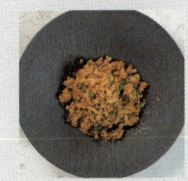

1. 재료

- 두부 600g
- 삶은 닭가슴살 250g(약 2덩어리)
- 마늘쫑 100g
- 양파 100g
- 쪽파 60g
- 올리브 오일
- 고추장 200g
- 다진마늘 6작은술 (30g)
- 통깨 2g
- 고춧가루 2큰술(12g)
- 소금 1/2작은술 (1/4작은술을 두번 나눠서 넣음)
- 버터 60g

2. 만드는 법

[프로틴고추장 만드는 법]

a. 마늘쫑을 데칠 물을 불에 올리고 소금을 1티스푼 넣는다. (물 500ml당 1/4작은술 정도)
b. 버터 60g을 녹인다. 버터가 냉장고에 있었다면 30~40초 정도 전자렌지에 돌려서 액체 상태가 되게 녹이고 저어준다.
c. 양념장 재료(고추장, 고춧가루, 다진마늘, 통깨, 알룰로스, 소금)를 모두 섞어준다.
d. 녹인 버터는 마지막에 넣고 잘 저어준다.
e. 완성한 양념장 중 230g을 계량해서 준비해 둔다. (나머지는 밥을 비벼 먹거나 다른 요리에 쓴다.)
f. 냄비의 물이 끓으면 마늘쫑 100g을 30초 정도 데친 뒤 찬물에 헹군다.
g. 마늘쫑을 0.5~0.7cm 두께로 썰고 마늘쫑을 양념장에 비벼둔뒤 쪽파와 양파를 채썬다.
h. 미리 삶아둔 닭가슴살을 큐브 형태로 썬다.
i. 두부를 면보에 담아 물기를 제거한다. (전자렌지에 2분 이상 돌려도 물기가 빠진다.)
j. 두부를 마른 팬에 넣고 소금 밑간(4~5꼬집 정도)을 한 뒤 볶아서 물기를 대부분 날린다.
k. 두부의 물기가 많이 날아가서 포슬포슬한 느낌이 되면 두부를 볼에 옮겨둔다.
l. 약불에 데운 팬에 오일을 두르고, 닭가슴살 큐브를 넣은 뒤 소금을 뿌리고, 닭가슴살이 따뜻해질 정도만 볶아준다. (이미 삶아져 있으므로 오래 조리할 필요 없다.)
m. 불을 최대한 약불로 내리고, 볶은 두부와 마늘쫑이 들어있는 양념장을 넣고 잘 섞어준다.
n. 잘 섞이면 이어서 썰어놓은 양파를 넣고 잘 섞어준다.
o. 양파가 다른 재료와 잘 섞이고 나면 불을 끄고 쪽파를 넣어서 잘 섞으면 완성(전체 중량 1,100~1,200g 정도)
p. 바로 사용할 300g을 제외한 나머지는 밀폐 용기에 보관한다. (냉동보관 가능)

[볶음면 만드는 법]
a. 두부면 1팩, 달걀 노른자 1개, 프로틴고추장 300g을 준비한다.
b. 팬을 중약불에 올리고 올리브 오일을 두른다.
c. 두부면을 올리브 오일에 살짝 볶아주다가 양념장을 넣는다.
d. 면과 양념장이 잘 엉기게 섞어주다가 면과 양념을 팬 중앙으로 모아준 뒤 불을 끈다.
e. 팬에서 지글지글하는 소리가 들리지 않고 조용해질 때까지 기다린다.
f. 온도가 다소 내려간 면과 소스 위에 올리브 오일 2큰술을 두르고, 가운데에 노른자를 올려 잘 섞어주면 완성

재료 QR QR 코드를 통해 추천 재료 정보를 확인할 수 있습니다.

동남아식 간장 볶음면

오른쪽 QR로 들어가시면 레시피 영상을 보실 수 있습니다.

1. 재료

- 닭가슴살 100g
- 브로콜리 70g
- 글루텐프리 쌀면 50g
- 계란 2개
- 간장 13g
- 알룰로스 7g
- 다진마늘 10g
- 버터 10g
- 라임 1/4개
- 케이엔페퍼 취향껏
- 소금 조금

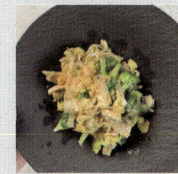

2. 만드는 법

a. 냄비에 물 500ml를 담고 소금 1/4작은술을 넣는다.
b. 브로콜리 머리 부분을 5~6cm 정도 크기로 자른다
c. 삶은 닭가슴살 한 덩어리를 먹기 좋게(6cm x 0.6cm) 자른다.
d. 달걀 2개를 깨고 소금 밑간을 하고 섞어둔다
e. 물이 팔팔 끓으면 불을 끄고 브로콜리를 넣고 10초간 데친다.
f. 데친 브로콜리를 찬물에 식힌다. (얼음물에 넣어도 좋다.)
g. 오일을 두르고 가열된 팬에 다진 마늘을 넣고 중약불에 익힌다.
h. 마늘 향이 올라오기 시작하면 삶은 닭가슴살을 잘 섞어주며 마늘 향을 입힌다.
i. 브로콜리 데친 것을 넣고 계량해 둔 간장 한 큰술을 두른다.
j. 전기포트 등을 이용해서 물을 끓여서 미리 준비해 둔 쌀면에 부은 뒤 2분간 불린다.
k. (면이 불고 있는 2분 동안) 팬에 오일을 코팅하고 촉촉한 스크램블 에그를 만든다. 스크램블 에그가 너무 익지 않도록 주의하며 계란이 어느 정도 익기 시작하면 불을 재빨리 끈다.
l. 면을 불릴 때 설정한 2분 타이머가 울리면 지체 없이 계란 위에 면을 올린다.
m. 면 위에 남은 간장소스를 다 부은 뒤 잘 섞는다.
n. 이어서 버터, 브로콜리, 닭가슴살도 넣고 소금 밑간을 해준다. (소금 3~4꼬집)
o. 불을 약불로 올리고 버터를 녹이며 잘 섞는다. 어느 정도 섞였을 때 케이엔 페퍼를 조금 뿌리고 섞는다.
p. 버터가 녹으며 모든 재료가 잘 섞이면 플레이팅을 한다.
q. (선택) 라임 1/4조각의 즙을 짜서 뿌려주고 케이엔 페퍼를 조금만 뿌려주면 완성

재료 QR

QR 코드를 통해 추천 재료 정보를 확인할 수 있습니다.

- 냉동 닭가슴살
- 달걀
- 냉동 다진 마늘
- 심플리오가닉 케이엔 페퍼
- 생 브로콜리
- 전통간장
- 버터
- 동남아 스타일 쌀면
- 알룰로스 분말
- 라임

닭다리살 두부면 그라탕

오른쪽 QR로 들어가시면 레시피 영상을 보실 수 있습니다.

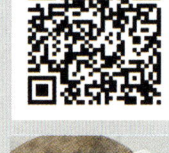

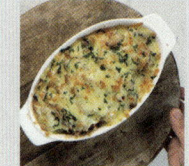

1. 재료

- 바질 20g
- 양파 50g
- 다진마늘 10g
- 양송이 70g
- 올리브 25g
- 토마토 홀(캔) 300g
- 닭다리살 350g
- 소금 5~6g(히말라야 핑크솔트)
- 두부면 100g(한팩)
- 후추 약 1g
- 크러쉬드 레드페퍼 1/8tsp(0.35g~0.4g)
- 이태리 파슬리 1g
- 모짜렐라 치즈 70g

2. 만드는 법

a. 닭다리살 위에 소금 밑간을 하고 올리브오일을 얇게 코팅한 팬에서 중강불로 굽기 시작한다.
b. 닭다리살에서 기름이 나오기 시작하면 강불로 올린다.
c. 닭다리살의 껍질만 노릇하게 익힌다. (기름이 튈 수 있으므로 프라이팬 뚜껑으로 팬 위를 덮어준다.)
d. 4분 정도 지나면 닭껍질에 색이 나기 시작한다. (이후에 한 번 더 가열할 예정이기에 속이 덜 익어도 된다.) 타지 않는지 자주 확인을 해준다.
e. 껍질이 노릇하게 익으면 닭다리살을 팬에서 뺀다.
f. 양파, 양송이, 바질, 파슬리, 올리브, 구워둔 닭다리살 순으로 적절한 크기로 썬다.
  - 양파 : 채썰기
  - 양송이 : 슬라이스
  - 바질잎 : 큰 것만 2~3번 정도 잘라준다.
  - 파슬리 : 큼직하고 거친 느낌으로 다진다.
  - 올리브 : 3등분으로 잘라준다.
  - 구워둔 닭다리살 : 1cm 간격으로 길게 썬다. (일부는 토핑용으로, 나머지는 볶음용으로 사용)
  - 토마토 홀 : 너무 큰 덩어리가 없도록 으깨둔다.
g. 팬에 오일을 2큰술 정도 두르고 양송이에 소금 밑간을 하고 볶는다.
h. 양송이가 어느 정도 구워지면 올리브를 넣고 1~2분간 볶아주다가 따로 빼둔다.
i. 이어서 팬에 오일을 3큰술 정도 두르고 약불에 다진 마늘을 풀어준다.
j. 마늘이 지글지글 열을 받기 시작하면 크러쉬드 레드페퍼를 넣고 3초 정도만 기름을 먹이며 볶아준다. (팬 온도가 높아서 레드페퍼가 타지 않게 주의)
k. 이어서 빠르게 '볶음용으로 빼둔 닭다리살'을 넣고 1~2분간 볶아주다가 양파도 넣고 볶아준다.
l. 닭다리살에서 핑크빛이 거의 없어지면 으깨둔 홀 토마토, 두부면, 볶아둔 버섯과 올리브, 후추 적당량, 소금 5~6g을 넣고 강불에 졸인다. (면을 뒤적거렸을 때 수분이 거의 없고 물처럼 흐르지 않을 정도까지)

m. 소금은 종류마다 짠 정도가 다르므로 간을 보면서 조절한다.
n. 소스가 충분히 졸여지고 나면 불을 끄고 바질잎을 넣고 섞어 준다. 바질잎이 숨이 죽기 시작하면 그라탕 그릇에 옮겨 담는다.
o. 토핑용으로 빼둔 닭다리살, 모짜렐라 치즈, 다져둔 이태리 파슬리를 위에 올리고 오븐이나 에어프라이어에 200도에서 5분~5분 30초 정도 구워주면 완성

재료 QR

QR 코드를 통해 추천 재료 정보를 확인할 수 있습니다.

바질	블랙 올리브 절임	두부면	코다노 모짜렐라 치즈
양파	토마토 홀(캔)	통후추	
냉동 다진 마늘	냉장 닭다리살	크러쉬드 레드페퍼	
친환경 양송이	히말라야 핑크솔트	이태리 파슬리	

불고기 라이스페이퍼 롤

오른쪽 QR로 들어가시면 레시피 영상을 보실 수 있습니다.

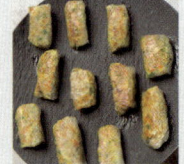

1. 재료

- 돼지고기 뒷다리살 불고기용 250g
- 양파 180g
- 다진 생강 10g
- 간장 20g
- 알룰로스 15g
- 양파 60g
- 계란 60g
- 당근 40g
- 청양고추 10g(약 2개)
- 방아잎 1g
- 화이트 와인 약 80g
- 현미 월남쌈 10~12장
- 라드

2. 만드는 법

a. 양파간장 양념에 고기 미리 재우기 : 양파 180g, 다진 생강 10g, 알룰로스 15g, 간장 20g을 갈아서 섞은 후 돼지고기 250g과 섞어 냉장고에 3시간 이상 숙성해 놓는다.
b. 만두소 재료 준비
   - 양파와 청양고추를 0.5cm 정도로 잘게 썬다.
   - 당근은 갈거나 비슷한 크기로 잘게 썬다.
   - 방아잎은 최대한 잘게 다진다.
   - 계란을 스크램블로 구운 뒤 볼에 담고 손으로 으깬다. (만두 속으로 사용할 예정)
   - 당근에 소금 밑간을 하고 당근이 살짝 부드러워질 정도로(단단하지 않을 정도) 살짝 볶아준다.
c. 앞서 재워둔 돼지고기 중 100g을 라드 2큰술로 코팅한 팬에 중강불로 굽는다.
d. 굽다가 양파 소스와 고기가 갈색으로 익었을 때 화이트와인(또는 소주)을 뿌린다. (타지 않게 온도를 조절하면서 고기에 맛과 색과 향을 입힌다.)
e. 프라이팬 뚜껑으로 팬을 덮어준다.
f. 고기가 다 익으면 넓은 볼에 옮겨서 뜨겁지 않게 식힌 후 잘게 다져준다. (0.5cmx0.5cm 정도 사이즈)
g. 넓은 볼에 준비해둔 양파, 당근, 방아잎, 청양고추, 계란 스크램블, 그리고 돼지고기를 넣고 라드 2큰술을 넣고 잘 섞어주면 만두소 완성
h. 현미 라이스페이퍼를 불릴 따뜻한 물을 넓은 그릇에 준비한다.
i. 라이스 페이퍼를 따뜻한 물에 잠시 담갔다가 빼서 넓은 접시에 놓고, 속재료를 한 큰술 넣고 말아준다. (앞뒤로 말아준 뒤 양쪽 접어주기)
j. 오일을 아주 얇게 코팅한 팬(도자기팬, 스탠 팬 등)에 라이스 페이퍼롤을 올리고 약불에 앞뒤로 뒤집어 가며 노릇하게 구워주면 완성

3. 팁(매우 중요)

1. 위 레시피는 라이스 페이퍼롤 약 10~12개 정도(성인 기준 1~1.5인 분)를 만들 수 있는 분량입니다.
2. 디핑소스 레시피 [알룰로스 2큰술 : 사과식초 3큰술 : 간장 2큰술 : 케이엔 페퍼 또는 고춧가루 살짝]
(이 비율로 만든 소스에 찍어 드시면 더 맛있게 즐길 수 있습니다.)
3. 쓰고 남은 속재료는 볶음밥이나 다른 요리에 써도 좋습니다.
4. 방아잎이 없어도 괜찮지만 방아잎을 넣으면 이국적이고 매력적인 풍미가 더해집니다. 방아잎 향을 좀 더 즐기시고 싶다면 방아잎을 2배 넣어도 됩니다.
5. 고기를 재워서 사용하기 어렵다면 [다진 돼지고기 400g당 간장 20g과 알룰로스 10g]을 넣고 볶아 사용하시면 비슷한 느낌으로 만드실 수 있습니다.
6. 코팅팬을 사용할 경우 라이스 페이퍼롤을 구울 때 오일을 두르지 않고 굽는 게 가능합니다. 스텐팬이나 도자기팬을 사용할 경우 오일 코팅을 잘 해주세요.
7. 한번 구운 다음 냉동 보관이 가능합니다. 나중에 냉동만두를 먹듯이 전자레인지에 1~2분 데우거나, 에어프라이어 또는 팬에 구워 먹어도 맛있습니다.
8. 라이스 페이퍼는 현미 함량이 높은 제품이 탄성이 강해서 찢어지지 않습니다. (그래야 팬에 구울 때 더 쉽고 맛있게 구울 수 있습니다.)

재료 QR

QR 코드를 통해 추천 재료 정보를 확인할 수 있습니다.

QR	항목	QR	항목	QR	항목
[QR]	돼지고기 뒷다리살 불고기용	[QR]	달걀	[QR]	현미 월남쌈
[QR]	다진생강	[QR]	당근	[QR]	라드
[QR]	알룰로스 분말	[QR]	청양고추 냉동	[QR]	핸드 블랜더
[QR]	양파	[QR]	방아잎		

치킨 커리 퀘사디아

오른쪽 QR로 들어가시면 레시피 영상을 보실 수 있습니다.

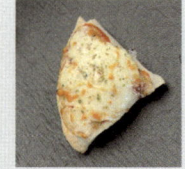

1. 재료

- 양파 170g
- 올리브 40g
- 청고추와 홍고추 1개씩
- 닭가슴살 삶은 것 300~320g (생 닭가슴살 중량 400g)
- 큐민시드 2 작은술
- 다진 마늘 10g
- 소금 2 작은술
- 큐민 파우더 1 작은술
- 가람마살라 1 작은술
- 고수가루 2 작은술
- 케이엔 1 작은술
- 화이트 와인 약 80g
- 후추 1/2 작은술
- 크러쉬드 레드 페퍼 1/4 작은술
- 토마토 퓨레 200g
- 마이노멀 케챱 2큰술
- 삶은 감자 360g
- 코코넛 밀크 115g
- 버터 30g
- 소금 1/8 작은술씩 3번 나눠서 (총 3/8 작은술)
- 제로 또띠아
- 마요네즈
- 모짜렐라 치즈
- 오레가노

2. 만드는 법

[속재료 만드는 법]

a. 감자는 잘 씻어서 껍질째 냄비에 감자가 잠기고도 남을 정도로 충분한 물과 소금 1작은술을 넣고 25~30분 정도 삶는다.
b. 잘 삶아진 감자는 감자 매셔나 체 등을 활용해서 알갱이 없게 최대한 잘 으깬다.
c. 냄비에 버터를 녹이고 곱게 으깬 감자와 코코넛 밀크, 소금을 넣어주고 약불에 너무 질척거리지 않고 마치 부드러운 크림 느낌이 될 때까지 수분을 날린다.
d. (감자를 삶는 동안) 양파는 큐브(0.8~1cm)로 썰고 고추는 찹(0.5cm)한다.
e. 블랙 올리브를 자르고 닭가슴살을 0.8~1cm 정도의 큐브 형태로 잘라 준비한다
f. 올리브오일을 2~3큰술 가량 팬에 두른 후 약불과 중불 중간 지점에서 팬을 가열한다.(팬 온도가 너무 높으면 큐민시드가 까맣게 탈 수 있으니 주의한다.)
g. 팬의 온도가 적당히 오르면 큐민시드를 넣고 20~30초간 볶는다.
h. 향이 올라오기 시작하면 마늘과 청/홍고추를 넣고 불을 중불 정도로 올린 후 1~2분간 볶는다.
i. 마늘 향이 올라오면 삶은 닭가슴살을 넣고 잘 섞어준 후 뚜껑을 닫고 불을 최대한 낮춘 후 5분간 향을 먹인다.
(생 닭가슴일 경우 재료들과 섞어주며 볶다가 닭가슴살이 전체적으로 하얗게 변하기 시작하면 뚜껑을 닫고 8분간

익힌다.)
j. 5분 후 불을 중불 정도로 올리고 양파, 올리브, 소금을 넣고 다시 볶는다. (이미 익은 닭가슴살이므로 양파만 살짝 익힌다는 느낌으로 1~2분 이하 동안 볶는다.)
k. 이후 불을 끄고 큐민 파우더, 가람마살라, 고수 가루, 케이엔, 카레 가루, 후추, 분쇄 레드 페퍼를 넣고 잘 섞는다.
l. 가루 재료들이 충분히 잘 섞였으면 케첩, 토마토 퓨레, 소금을 넣고 불을 중불로 켠 후 토마토 퓨레의 수분을 80% 정도 날린다는 느낌으로 볶아준다.

[조립하는 법]
a. 또띠아 중앙을 절반만 자른다.
b. 가위질한 부분 옆에 1/4 면적으로 마요네즈를 너무 두껍지 않게 발라준다.
c. 마요네즈 위에 양념 된 닭 50g을 올려주고 1/4만큼 접어준다.
d. 양념 된 닭을 덮고 있는 또띠아면 위에 매시드 포테이토(으깬 감자) 35g을 올린다.
e. 소량의 모짜렐라를 감자 위에 얹는다.
f. 다시 1/4만큼 접고 남는 또띠아 면에 감자를 얇게 발라 접착해서 형태를 고정한다.
g. 그 위에 케첩 한 큰술, 충분한 모짜렐라 치즈, 오레가노를 살짝 뿌려주면 완성.

3. 팁
- 치즈는 냉장 또는 실온에 맞춰져 있어야 한다. 냉동 상태의 치즈를 쓰면 치즈가 안 녹아서 데우면서 또띠아가 지나치게 익을 수 있다.
- 조립 직후 바로 먹는 방법
  - 에어프라이어: 180도에 4~5분
  - 프라이팬: 최대한 약불에 팬을 버터로 얇게 코팅한 후 뚜껑을 닫고 8~10분간 익힌다.
  - 전자레인지: 2~3분간 치즈만 녹인 후 먹는다.
- 냉동 보관 후 먹는 방법
  - 전자레인지 2분 해동 → 에어프라이어 180도에 8~10분
  - 실온에서 30분~1시간 이상 해동 → 에어프라이어 5분 (또는 전자레인지 2~3분)
  - 냉장에서 5시간 이상 해동 → 에어프라이어 5~8분 (또는 전자렌지 3~4분)

재료 QR
QR 코드를 통해 추천 재료 정보를 확인할 수 있습니다.

양파	큐민시드	크러쉬드 레드페퍼
블랙 올리브 절임	냉동 다진 마늘	디벨라 토마토 퓨레
청홍고추	고수가루	마이노멀 케첩
냉동 닭가슴살	통후추	감자

코코넛밀크

 코다노 모짜렐라 치즈

 버터

 오레가노

 제로또띠아

 마이노멀 올리브유 마요네즈

무설탕 피클

오른쪽 QR로 들어가시면 레시피 영상을 보실 수 있습니다.

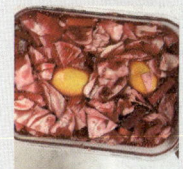

1. 재료

- 비트 100g
- 양배추 250g
- 마늘쫑 250g
- 당근 150g
- 무 300g
- 사과식초 525g
- 알룰로스 600g
- 소금 12g

2. 만드는 법

a. 레몬을 세제 혹은 굵은 소금으로 강하게 문질러서 씻는다.
b. 베이킹 소다 1큰술을 넣어 끓인 물에 레몬을 1분간 데친 뒤 깨끗하게 행군 뒤 반으로 썬다.
c. 냄비에 단촛물 재료(사과식초 525g, 알룰로스 600g, 소금 12g)를 전부 다 넣고 팔팔 끓으면 1분간 더 끓인 뒤 불을 끈다.
d. 원하는 채소(무, 당근, 양배추, 마늘쫑, 비트 등)를 씻고 손질한다.
   - 무, 당근, 비트 : 6cm x 0.7cm 정도로 길게 자르기
   - 마늘쫑 : 용기 길이만큼 자르거나 6cm로 자르기
   - 양배추 : 5cm x 5cm 정도로 잘라서 겹친 부분들 잘 풀어주기
e. 최소 2L 이상의 밀폐 유리 용기에 야채들을 촘촘히 채워 넣는다.
f. 체를 이용해 단촛물의 피클링 스파이스를 걸러준 뒤 야채를 담은 용기에 피클물을 붓는다.
g. 피클물이 미지근할 정도까지 식힌 뒤 밀봉해서 냉장고에 넣고 최소 14일 이상 숙성한다. (충분히 숙성되면 피클에 들어있는 레몬을 손이나 레몬스퀴저 등으로 최대한 짜준 뒤 레몬은 버린다.)

3. 팁

- 채소의 총 중량을 1kg 내외 정도로 맞춘다고 생각하고 취향껏 좋아하시는 채소를 더 넣거나 빼시면 됩니다. (개인적으로는 상태가 좋은 무나 당근을 많이 넣는 것을 선호합니다.)
- 마늘쫑은 가급적 부드러운 국내산을 사용하시는 게 좋습니다. 중국산 중에서도 괜찮은 것들이 있으나 가끔 쿠팡을 통해 주문했을때 받은 중국산 마늘쫑 중 14일 이상 숙성해도 피클물을 흡수하지 못하는 것들이 있었습니다.
- 처음 드셨을 때 맛있어야 또 해먹고 싶기에 알룰로스를 넉넉하게 넣었습니다. 일단 위 레시피로 한번 해보시고 각자 선호에 맞게 알룰로스의 양을 조정하세요.

재료 QR
QR 코드를 통해 추천 재료 정보를 확인할 수 있습니다.

- 양배추
- 당근
- 유기농 사과식초
- 국산 마늘쫑
- 무
- 알룰로스 분말

썬드라이드 토마토

오른쪽 QR로 들어가시면 레시피 영상을 보실 수 있습니다.

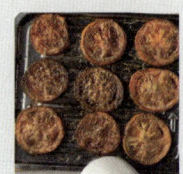

1. 재료

- 토마토
- 건 로즈마리 홀
- 건 타임 홀
- 엑스트라버진 올리브오일
- 소금
- 후추

2. 만드는 법

a. 토마토를 0.5~0.6cm 두께로 자른다.
b. 오븐 팬에 토마토를 펼친다.
c. 소금과 후추를 살짝 간이 될 정도로만 뿌린다.
d. 토마토 슬라이스 하나 당 건 로즈마리 홀 3가닥, 건 타임 홀 한 꼬집 정도를 올린다.
e. 올리브 오일을 큰 숟가락에 담고 토마토 하나당 2~3번 정도 지나가면서 뿌린다.
f. 190~200도의 에어프라이어에서 15분 굽는다.
g. 이후 상태를 확인하고 취향에 따라 180도에서 2~7분 정도 더 구워 주면 완성

3. 팁

- 위 레시피에선 일상에서의 실용성을 위해 건 허브를 사용했습니다. 생 허브를 사용하시면 더 향긋합니다.
- 허브의 양은 취향껏 조절하셔도 괜찮습니다.
- 올리브 오일이 과하게 많이 들어가지 않게 주의해 주세요. 과할 경우 기름지고 토마토가 튀겨지듯이 익을 수가 있습니다.
- 오래 보관하고 싶을 경우 소독한 유리병에 올리브유와 함께 담아두면 됩니다.
- 방울 토마토로 만들어도 됩니다.

재료 QR QR 코드를 통해 추천 재료 정보를 확인할 수 있습니다.

 토마토   엑스트라버진 올리브유

 건 로즈마리 홀   통후추

 건 타임 홀   히말라야 핑크솔트

제로 프렌치 토스트

오른쪽 QR로 들어가시면 레시피 영상을 보실 수 있습니다.

1. 재료

- 제로베이커리 제로모닝빵 1개
- 계란 1개
- 코코넛 밀크 8g
- 알룰로스 3g
- 슬라이스 치즈
- 올리브오일 15g
- 버터 15g
- (선택) 액상 알룰로스 10g + 바닐라 익스트랙 0.3g(한 방울)

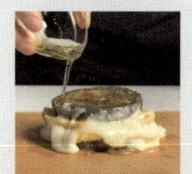

2. 만드는 법

a. 볼에 계란 1개, 코코넛밀크 8g, 알룰로스 3g을 섞어서 계란 물을 만든다.
b. 제로모닝빵의 윗면 껍질을 아주 얇게 잘라내고, 수평방향으로 절반으로 썬다.
c. 팬을 중강불로 예열 후 올리브오일 15g과 버터 15g를 넣고 녹인다.
d. 계란 물을 붓고 빠르게 빵 두 조각을 계란 위에 올린다.
e. 빵을 계란물에 올린 뒤 바로 뒤집는다.
f. 계란이 충분히 익었다면 뒤집개를 빵 두 조각 밑에 넣어 계란이 찢어지는 것에 주의하며 뒤집고 불은 끈다.
g. 빵 주변에 펼쳐진 계란들을 빵 쪽으로 접어서 사각형 형태로 가지런히 모은다.
h. 빵 위에 접힌 계란 위에 치즈를 한 장씩 나눠서 올린다.
i. 빵과 빵이 만나게 접어 주고 뚜껑을 닫아 잔열로 치즈를 녹인다.

3. 팁

- 기호에 따라 바닐라 소스를 뿌려 먹으면 더 맛있게 즐길 수 있습니다.
- 제로모닝빵의 윗면 껍질을 아주 얇게 잘라내면 윗면 식감이 좋고 보기에 깔끔하다.

재료 QR   QR 코드를 통해 추천 재료 정보를 확인할 수 있습니다.

제로모닝빵	알룰로스 분말	버터
달걀	치즈	마이노멀 알룰로스 액상
코코넛밀크	엑스트라버진 올리브유	바닐라 익스트랙

STILESMEPP PLAYBOOK 자유롭고 건강한 삶을 위한 실전 가이드

제로 클래식 버거

오른쪽 QR로 들어가시면 레시피 영상을 보실 수 있습니다.

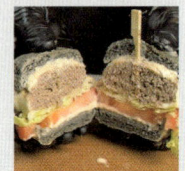

1. 재료

- 마요네즈 150g
- 케첩 30g
- 머스타드 15g
- 알룰로스 7g
- 사과식초 7g
- 케이엔페퍼 0.3g
- 다진 소고기 400g
- 노른자 50g
- 소금 6g
- 후추 3g
- 라드 100g
- 타피오카 가루 7.5g
- 제로 모닝빵 1개
- 양상추 약 16g
- 슬라이스 치즈
- 토마토 슬라이스 1장
- 양파 약 4g

2. 만드는 법

a. 소스 재료(마요네즈 150g, 케첩 30g, 머스타드 15g, 알룰로스 7g, 사과식초 7g, 케이엔페퍼 0.3g)를 섞는다.
b. 양파를 얇게 슬라이스한다.
c. 토마토를 0.5~0.8cm 두께로 슬라이스한다.
d. 양상추 1~2장을 씻어서 물기를 빼둔다.
e. 볼에 패티 재료(다진 소고기 400g, 노른자 50g, 소금 6g, 후추 3g, 라드 100g, 타피오카 가루 7.5g)를 모두 넣고 잘 섞는다.
f. 패티를 110g씩 소분한 뒤 동그랗고 납작하게 성형한다. (두께 1.5~1.8cm, 길이 9cm 정도)
g. 완성된 패티를 찜솥에 8~12분간 찐다.
h. 냉동 상태의 제로모닝빵을 전자렌지에 1분 돌린 후 절반으로 가른 뒤 에어프라이어에서 180도에 3분간 굽는다.
i. 패티를 찜솥에서 꺼내기 20~30초 전에 패티 위에 치즈를 올려 녹인다.
j. 빵을 반으로 자르고 소스 35g을 양쪽빵 안쪽 면에 바른다.
k. 밑에서부터 모닝빵 아랫면, 양상추, 토마토, 치즈가 녹은 햄버거 패티, 양파 슬라이스, 모닝빵 윗면 순서로 조립해 주면 완성.

3. 팁

- 패티 고기를 섞을 때 힘을 과하게 줘서 너무 으깨지지 않도록 손가락을 갈고리처럼 세워 재료를 섞는다.
- 주무를 때는 힘을 많이 줘서 고기가 엉겨 붙지 않게 주의한다.
- 패티를 계량한 뒤 동그랗게 둥글리기를 하고 반댓손에 몇 번 던져주며 내부의 공기를 살짝 뺀다.
- 패티를 팬에 중약불로 구워서 사용해도 무관하다. (찌는 게 건강에 좋지만 아무래도 굽는 게 맛있다.)

재료 QR

QR 코드를 통해 추천 재료 정보를 확인할 수 있습니다.

▣ 다진 소고기	▣ 달걀	▣ 양상추
▣ 마이노멀 올리브유 마요네즈	▣ 히말라야 핑크솔트	▣ 토마토
▣ 마이노멀 케첩	▣ 통후추	▣ 양파
▣ 알룰로스 분말	▣ 라드	
▣ 유기농 사과식초	▣ 글루텐프리 타피오카 가루	
▣ 심플리오가닉 케이엔 페퍼	▣ 제로모닝빵	

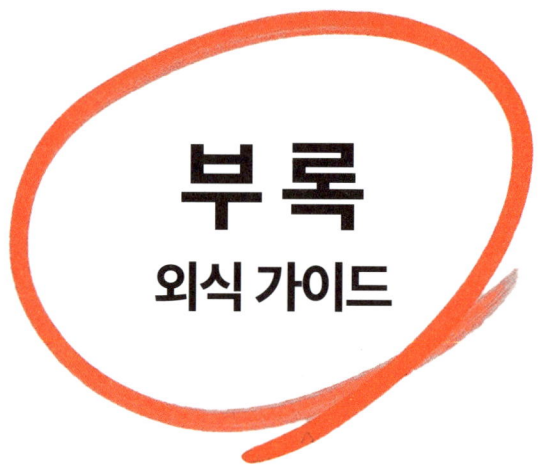

부록
외식 가이드

1. 올리브유 듬뿍 샐러드

    a. 영양 가이드 : 올리브유 듬뿍 뿌리기, 단백질 토핑 넉넉하게 올리기, 불필요한 드레싱과 토핑(마늘 플레이크, 과일 등) 제외하기

    b. 조미료 선택지 : 올리브유, 소금, (후추, 무설탕 발사믹 식초)

    c. 추천 팁 : 작은 용기에 올리브유나 소금 등의 조미료를 담아 휴대하세요

2. 삶은 고기

: 수육 정식, 보쌈 정식, 어복쟁반, 스지수육, 닭 백숙, 오리백숙

3. 달지 않은 족발

4. 국물 요리

    a. 클린 : 순대국밥, 설렁탕, 도가니탕, 돼지 국밥, 소고기 국밥, 갈비탕, 삼계탕, 닭 한마리, 콩나물 국밥

    b. 양념 : 해장국, 추어탕, 육개장, 생선국/탕, 김치찌개, 된장찌개

    c. 아시안 : 쌀국수, 나베, 스키야키, 샤브샤브, 훠궈

5. 고기 구이

    a. 돼지고기

    b. 소고기

    c. 닭고기 : 구운 치킨, 소금 닭갈비

    d. 오리고기

    e. 양고기 : 양꼬치, 양갈비

6. 생선구이

: 연어, 고등어, 삼치, 조기, 굴비, 갈치, 도미, 연어, 메로

7. 기타 생선 요리

: 생선찜, 생선탕, 생선찌개, 회

8. 일식집/이자카야의 해산물 메뉴

9. 두부요리

: 모두부, 초두부, 순두부, 두부찌개, 비지찌개, 두부구이

10. 미역국

11. 비빔밥

12. 정갈한 한정식

> 일부 반찬에 나쁜 기름이 들었을 가능성이 있으나 이정도는 개인의 선택에 따라 허용 가능

13. 감바스 알 아히요

14. 편의점

: 달걀, 닭가슴살(최대한 클린한 것), 소시지, 즉석밥, 밤, 고구마

자유롭고 건강한 삶을 위한 실전 가이드
다이어트 플레이북 2024
STILESMEPP PLAYBOOK 2024

초판 1쇄 발행 2024년 2월 13일
초판 2쇄 발행 2024년 3월 4일

지은이	최겸
펴낸곳	제로파이터즈
주소	서울특별시 송파구 올림픽로 360 지하1층 601호
출판등록	2022년 4월 4일
ISBN	9791198648006
네이버 커뮤니티	https://cafe.naver.com/gyumi
유튜브	다이어트 과학자 최겸
인스타그램	@TheDietReader
이메일	gyumxkorea@gmail.com

이 책에 대한 의견이나 오탈자 및 잘못된 내용에 대한 수정 정보는 위의 메일로 알려주십시오.

저작권법에 의해 한국 내에서 보호를 받는 저작물이므로 무단 복제 및 무단 전재를 금합니다. 이 책의 콘텐츠 활용을 희망하실 경우 사용 목적과 내용을 담아서 위의 메일로 알려주시길 바랍니다. 검토 후 문제가 없는 것은 동의해 드리겠습니다.

책값은 뒤표지에 있습니다. 잘못된 책은 바꿔드립니다.

STILESMEPP PLAYBOOK : A Practical Guide for a Free and Healthy Life
Copyright © 2024 by Gyum Choi
All rights reserved.